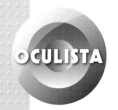 編集企

JN115602

　この特集では，乱視と収差の診かたに焦点を当てました．白内障手術の分野では小切開白内障手術による惹起乱視の軽減に加え，トーリック眼内レンズ（以下，IOL）により積極的な乱視矯正が可能となりました．特に，多焦点IOLなどの付加価値を持つIOLでは，単焦点IOL以上に厳密な乱視矯正が求められ，その性能を十分に発揮するためには正確な乱視の評価と乱視矯正が不可欠です．屈折矯正手術の側面が大きくなってきた白内障手術に限らず，屈折矯正手術やコンタクトレンズによる屈折矯正においても乱視の矯正が視機能の向上と患者の生活の質に大きく影響を及ぼすことは明らかです．

　検査機器の進化，特に角膜形状解析装置の進化により，現在においては角膜後面乱視の測定を含め，より精密な乱視評価が可能となりました．また，波面センサーの登場により収差が定量的・定性的に評価できるようになり，不正乱視の検出やIOLの選択にも考慮されるようになっています．乱視や収差の特徴を理解し，これらの機器を活用して正しく評価することは専門的な特殊なスキルではなく，すべての眼科医が身につけておくべきスキルとなっていくと思われます．

　本特集では，臨床経験が豊富な先生方に，基礎的なところから最新の知見も含めて，わかりやすく解説していただきました．また代表的な文献とその要点をSummaryとして挙げていただき，より知識を深めることができるようになっています．

　まずは乱視の分布と加齢に伴う変化についての特徴，乱視が視機能に与える影響やトーリックIOLの適応について，続いて正乱視と不正乱視の評価方法および収差の評価方法や，実際に波面センサーを用いたIOL選択への応用について解説していただきました．さらに，コンタクトレンズ，トーリックIOL，屈折矯正手術（ICL）における乱視矯正の実際と最新の知見について紹介していただき，最後に，白内障術後の残余乱視による影響と，その対処法について解説していただきました．

　最後にご執筆いただきました先生方に心からの感謝を表します．この特集が，乱視および収差の診断と治療のための実用的なガイドとして，臨床の現場で直面する問題に対して適切な判断と対処をサポートし，患者一人ひとりに最適な視機能を提供できる手助けとなれば幸いです．

2024年5月

飯田嘉彦

KEY WORDS INDEX

WRITERS FILE

（50 音順）

飯田　嘉彦
（いいだ　よしひこ）

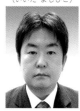

2001年	北里大学卒業 同大学眼科入局
2002年	山王病院眼科
2007年	北里大学大学院医療系研究科博士課程修了，学位取得
2008年	同大学眼科，助教
2012年	同，診療講師
2014年	同，専任講師
2022年	同，准教授

後藤　憲仁
（ごとう　のりひと）

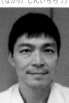

2000年	獨協医科大学卒業 同大学眼科入局
2002年	呉羽総合病院眼科，医長
2004年	University of Washington 留学
2006年	獨協医科大学眼科，助教
2020年	戸田ごとう眼科 NPO法人後藤至誠記念会，理事長

中野伸一郎
（なかの　しんいちろう）

1997年	筑波大学附属病院眼科，医員
1999年	水戸済生会病院眼科，医員
2000年	筑波大学附属病院眼科，医員
2002年	龍ケ崎済生会病院眼科，医員
2009年	同，部長

五十嵐章史
（いがらし　あきひと）

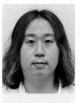

2003年	北里大学卒業 同大学眼科入局
2010年	同，助教
2014年	同，診療講師
2015年	同，講師
2016年	山王病院アイセンター，部長 国際医療福祉大学眼科，准教授
2022年	代官山アイクリニック，院長・理事長

渋谷　恵理
（しぶや　えり）

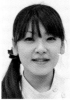

2004年	新潟医療技術専門学校視能訓練士科卒業 金沢医科大学眼科学講座
2015年	同大学病院医療技術部心身機能回復技術部門，主任
2024年	同，副技師長

二宮　欣彦
（にのみや　よしひこ）

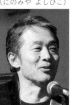

1988年	東京大学工学部卒業
1992年	大阪大学医学部卒業 多根記念眼科病院 米国ニュージャージー医科歯科大学，フェロー
2002年	行岡病院眼科，主任部長
2007年	同病院，副院長（兼任）
2016年	大阪大学眼科，臨床教授（兼任）

川守田拓志
（かわもりた　たくし）

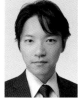

2003年	北里大学医療衛生学部視覚機能療法学専攻卒業
2006年	University of Arizona, Ophthalmology and Vision Science, Visiting scholar
2008年	北里大学大学院医療系研究科眼科学（博士課程）修了 同大学医療衛生学部視覚機能療法学専攻，助教
2011年	同，専任講師
2016年	同，准教授

高田　雄介
（たかだ　ゆうすけ）

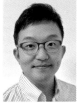

2006年	大阪医専卒業 大阪大学医学部附属病院眼科
2012年	市立東大阪医療センター眼科
2013年	公益財団法人田附興風会北野病院眼科
2016年	医療法人聖佑会おおしま眼科クリニック，検査主任
2020年	医療法人聖佑会おおしま眼科グループ，検査部統括部長

長谷川優実
（はせがわ　ゆみ）

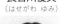

2006年	筑波大学卒業
2008年	同大学眼科入局
2013年	宮田眼科病院
2014年	龍ケ崎済生会病院眼科 筑波大学医学医療系眼科，講師

土至田　宏
（としだ　ひろし）

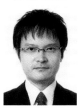

1992年	聖マリアンナ医科大学卒業 順天堂大学眼科入局
1998年	同大学大学院医学研究科修了 同大学眼科，助手 米国ルイジアナ州立大学眼科留学
2004年	順天堂大学眼科，講師
2007年	同，准教授
2009年	同大学医学部附属静岡病院眼科，准教授
2014年	同，先任准教授

三宅　俊之
（みやけ　としゆき）

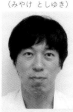

2005年	北里大学卒業 同大学病院初期研修
2007年	同大学眼科入局
2015年	同大学医学博士学位取得 同大学眼科，助教
2019年	横須賀市立うわまち病院眼科，科長

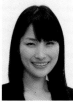

押さえておきたい乱視・収差の診かた
—診断のポイントと対処法—

編集企画／北里大学准教授　飯田嘉彦

Monthly Book
OCULISTA

編集主幹／村上 晶　高橋 浩　堀 裕一

No.135 / 2024.6 ◆目次

CONTENTS

「OCULISTA」とはイタリア語で眼科医を意味します.

ファーストステップ!
子どもの視機能をみる
スクリーニングと外来診療

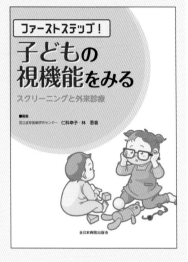

■編集　国立成育医療研究センター　仁科幸子・林　思音

2022 年 10 月発行　B5 判　318 頁
定価 7,480 円（本体 6,800 円＋税）

視機能の異常を早期に発見し、適切に対応するためのファーストステップを、経験豊富な
先生方のコラムでの経験談を交えながら、豊富な図表でわかりやすく解説しています！
眼科医、視能訓練士、小児科医、また、小児の視覚スクリーニングにかかわる看護師、
教育関係者など、子どもにかかわるすべての方にご一読いただきたい 1 冊です。

全日本病院出版会
www.zenniti.com
〒113-0033 東京都文京区本郷 3-16-4　Tel：03-5689-5989
Fax：03-5689-8030

MB OCULI. No. 135：1−5, 2024

特集／押さえておきたい乱視・収差の診かた―診断のポイントと対処法―

乱視の分布と加齢変化

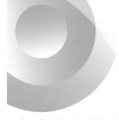

OCULISTA

三宅俊之*

Key Words： 角膜前面乱視（anterior corneal astigmatism），角膜後面乱視（posterior corneal astigmatism），直乱視（with-the-rule astigmatism），倒乱視（against-the-rule astigmatism），斜乱視（oblique astigmatism）

Abstract： 近年は乱視に対しより正確に評価し，適切な矯正方法の選択が求められる時代である．現在，角膜乱視は前面だけではなく後面の乱視の評価も可能である．

角膜前面乱視は，全体の約1/3が1D以上，全体の約8%が2D以上を有し，全体の約40%ずつを直乱視と倒乱視が占めている．若年者は直乱視が多く，加齢に伴いその比率が減少し倒乱視の比率が増加し，高齢者は倒乱視のほうが多くなる．

角膜後面乱視は，平均0.37D程度である．どの年代でも倒乱視が大部分を占めるが，加齢に伴いその割合は少し減少する．

角膜前面と後面乱視の関係は，前面が直乱視のとき，度数は前面が増えると後面も有意に増加し，軸は倒乱視がほとんどである．一方，前面が倒乱視のとき，度数は前面と後面で有意な相関はなく，また度数が増加すると後面の倒乱視の割合は減少していく．

このような乱視の度数や軸の違いによる特徴や年齢との関係についてデータをもとに解説する．

はじめに

乱視は屈折異常の1つであり，視機能を低下させる．ただその乱視を正確に評価し矯正を行うことにより良好な視力やコントラストを得ることができる[1]．

乱視の測定方法としてまずは一般的にオートケラトメータが用いられるが，さらにより正確な角膜の形状を測定するためにスリットスキャン式や光干渉式の角膜形状解析装置が登場し，近年では角膜乱視を前面のみではなく角膜後面乱視や角膜全乱視の評価も可能となっている．

乱視の矯正方法としてまず眼鏡やコンタクトレンズの装用が挙げられ，また屈折矯正手術としてはLRI（limbal relaxing incision），PRK（photore-

fractive keratectomy），LASIK（laser in situ keratomileusis），ICL（implantable collamer lens）などが挙げられる．先に述べた通りより詳細な角膜形状の評価が可能となったため，手術の精度向上にもつながっている．また白内障手術の分野では，約30年前の1994年にShimizuらにより世界初のトーリック眼内レンズが開発されている[2]．当時は白内障手術の切開幅が現在より大きく，惹起乱視のコントロールが不安定であり，一般的にトーリック眼内レンズが普及するまでには至らなかった．その後，切開幅の縮小など白内障手術の進歩に伴い，2009年にAcrySof IQ TORIC（Alcon社）が発売され，良好な乱視矯正効果の報告がいくつもされている[3]．これにより再び乱視矯正に注目が集まり，現在は国内でいくつかのトーリック眼内レンズが使用可能となり全国で多く使用されている．さらに多焦点トーリック眼内レンズの登場

* Toshiyuki MIYAKE，〒238-8567　横須賀市上町2-36　横須賀市立うわまち病院眼科，科長

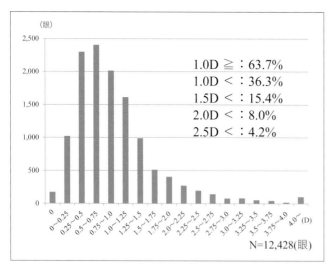

図 1. 角膜前面乱視の度数の分布
（文献 4 より引用）

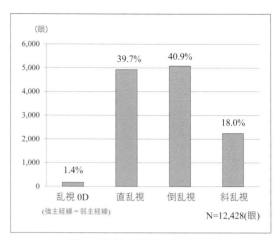

図 2. 角膜前面乱視の軸別の割合
（文献 4 より引用）

により，白内障手術時の乱視矯正がより一層重要になり，精度の高い乱視矯正が求められる時代である．近年はこのトーリック眼内レンズの矯正効果向上のために，角膜前面だけではなく角膜後面乱視も考慮して，新たなノモグラムやトーリックカリキュレーターが作成されてきている．

そのため現在の白内障は，手術前に乱視を正確に評価し，手術後の乱視を予測し，乱視矯正の適応も考え手術を計画しなければいけない．

本稿では角膜乱視の理解を深めるため，角膜乱視の分布と加齢変化について述べる．ちなみに角膜乱視は軸により直乱視，倒乱視，斜乱視に分類される．一般的に角膜前面乱視の定義は，強主経線の軸が，直乱視は $60 \sim 120°$ のもの，倒乱視は $0 \sim 30°$，$150 \sim 180°$ のものとし，これら以外の軸を斜乱視とする．また角膜後面乱視は乱視度数が負の数のため，強主経線の軸が，直乱視は $0 \sim 30°$，$150 \sim 180°$ のもの，倒乱視は $60 \sim 120°$ のものとし，これら以外の軸を斜乱視とする．

角膜前面乱視について

我々の施設では以前に，7,187 例 12,428 眼（男性 5,396 眼，女性 7,032 眼，平均年齢 69.9 ± 12.1 歳，$1 \sim 99$ 歳）を対象に，オートケラトメータを用いて測定した角膜前面乱視の分布を報告したため，それをもとに解説する[4]．

全体の角膜前面乱視度数の平均は 1.02 ± 0.81 D（$0 \sim 14.75$ D）であり，性差は度数において有意な差はなく男性 1.01 ± 0.81 D，女性 1.03 ± 0.81 D，左右でも有意な差はなく右眼 1.03 ± 0.81 D，左眼 1.01 ± 0.81 D である．

全体の乱視度数別の分布は，0.5 D 以下が28.1%，$0.5 \sim 1$ D が 35.6%，$1 \sim 1.5$ D が 20.9%，$1.5 \sim 2$ D が 7.4%，$2 \sim 2.5$ D が 3.8%，$2.5 \sim 3$ D が 1.8%，3 D 以上が 2.4%という分布である．これを見ると全体の約 1/3 の症例が角膜乱視 1 D 以上を有し，全体の約 8%の症例が角膜乱視 2 D 以上を有していることになる（図 1）．

他の報告では Hoffmann らによると，角膜前面乱視の度数が 1 D 以上の症例は全体の 36.04%，2 D 以上の症例は 8.09%，3 D 以上の症例は 2.6%と我々の報告とほぼ同等の割合となっている[5]．

乱視の軸では，直乱視 4,930 眼（39.7%），倒乱視 5,083 眼（40.9%），斜乱視 2,242 眼（18.0%），角膜乱視 0 D 173 眼（1.4%）である（図 2）．

全体の約 40%ずつを占めている直乱視と倒乱視の乱視度数別の分布は，乱視度数が増加すると症例数は減少し，ほぼ同様の結果である（図 3, 4）．

次に年齢別に乱視の軸の分布を示す（図 5）．若年者では直乱視が大部分を占め，60 歳代までは直乱視の比率が倒乱視より多い．加齢に伴い次第に直乱視の比率が減少，逆に倒乱視の比率が次第に増加し，70 歳代以上で倒乱視の比率が直乱視を上回る．斜乱視はどの年代もほぼ横ばいの比率であ

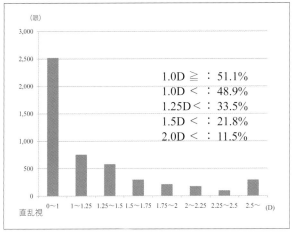

図 3. 角膜前面が直乱視の度数の分布
（文献 4 より引用）

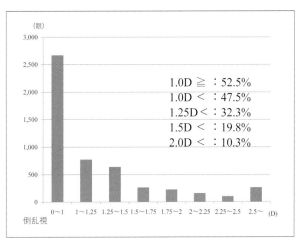

図 4. 角膜前面が倒乱視の度数の分布
（文献 4 より引用）

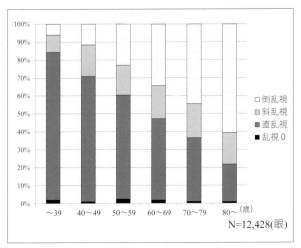

図 5. 年齢別の角膜前面乱視の軸の割合
（文献 4 より引用）

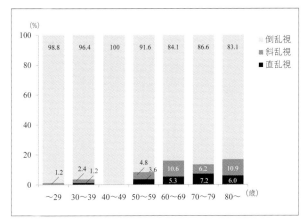

図 6. 年齢別の角膜後面乱視の軸の割合
（文献 8 より引用）

る．統計学的にも，年齢の増加に伴い直乱視の比率が有意に減少し，倒乱視の比率が有意に増加し，また斜乱視の比率は年齢別により有意な差を認めていない．

　他の報告では Shao らによると，角膜前面乱視は 18〜19 歳の群で 94.1％が直乱視であり 70 歳以上の群では 22.3％が直乱視と加齢に伴い有意に減少を認め，一方で倒乱視は 1.3％から 58.3％と有意に増加したと報告されている[6]．さらに Naeser らによると 10 年で角膜後面乱視は 0.25 D 倒乱視化すると報告されている[7]．

角膜後面乱視について

　我々の施設では以前に，608 例 608 眼（男性 275

眼，女性 333 眼，平均年齢 55.3±20.2 歳，15〜96 歳）を対象に，Pentacam®を使用し測定した角膜後面乱視の分布を報告したため，それをもとに解説する[8]．

　全体の角膜後面乱視度数の平均は 0.37±0.19 D（0〜1.20 D）であり，角膜前面より小さな値である．軸は全体の 91.3％（555眼）が倒乱視であり，年齢別で見ると角膜前面とは異なり，どの年代でも倒乱視が大部分を占めている．細かく見てみると，60 歳まではどの年代でも 90％以上を占め，60 歳以上ではどの年代でも 85％前後を占め，加齢に伴い倒乱視の割合は少し低下する（図 6）．

　他の報告では Ventura らによると全体の角膜後面乱視度数の平均は 0.34±0.15 D と我々の報告

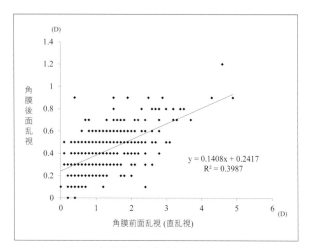

図 7. 角膜前面が直乱視の乱視度数と
角膜後面乱視の度数の分布
（文献 8 より引用）

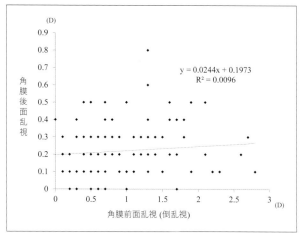

図 8. 角膜前面が倒乱視の乱視度数と
角膜後面乱視の度数の分布
（文献 8 より引用）

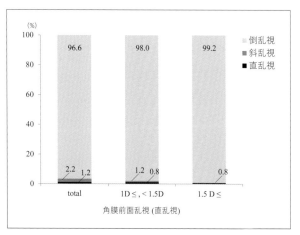

図 9. 角膜前面が直乱視の度数別の
後面乱視の軸の割合
（文献 8 より引用）

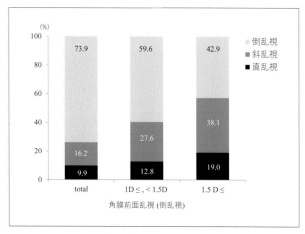

図 10. 角膜前面が倒乱視の度数別の
後面乱視の軸の割合
（文献 8 より引用）

とほぼ同等の値であり，また軸は全体の 93.1％が倒乱視であった[9]．また Shao らによると，角膜後面乱視の軸は 50 歳まではどの年代でも倒乱視が 90％以上の割合を占め，70 歳以上では倒乱視が 80.79％と加齢とともに直乱視化を認め，10 年間で 0.03 D ずつ直乱視化すると報告されている[6]．

このように角膜後面乱視の大部分が倒乱視を占めるため，前面が直乱視のときは全体の乱視としては後面の倒乱視成分の分だけ弱まる効果となり，角膜全乱視としては減少する方向に働くと考えられる．逆に角膜前面が倒乱視のときは強まる効果となり，角膜全乱視としては増加する方向に働くと考えられる．実際にトーリック眼内レンズ

の導入初期の話題として，角膜前面が直乱視症例では過矯正になる傾向であり，逆に倒乱視症例では低矯正になる傾向であるという内容がある．これが角膜後面乱視の大部分が倒乱視であることが影響していると理解されている．

そのため近年のトーリック眼内レンズのスタイルの選択の際の 1 つの目安として，乱視の軸によってスタイルの選択の仕方を変化させ，直乱視では消極的（1 つ下のスタイルなど）に，倒乱視では積極的（1 つ上のスタイルなど）に選択することがある．こうしてトーリック眼内レンズの新しいノモグラムやカリキュレーターが考えられている．

次に角膜前面乱視と後面乱視の関係について述

べる．角膜前面乱視が直乱視の場合，角膜乱視度数は前面が増えると後面も有意に増加する（図7）．しかし角膜前面乱視が倒乱視の場合，角膜乱視度数において前面と後面で有意な相関はない（図8）．また角膜前面乱視が直乱視，倒乱視のそれぞれの場合，前面乱視度数による角膜後面乱視の軸の割合を示す（図9，10）．

　これを見ると前面が直乱視の場合，乱視度数が増加しても後面乱視はほぼ倒乱視である．しかし前面が倒乱視の場合，乱視度数が増加すると後面乱視の倒乱視の割合は減少し，特に前面の乱視度数が1.5D以上の場合，後面乱視の倒乱視の割合は42.9%まで低下する．

　つまり前面が直乱視のときは，乱視度数が増加すると後面乱視度数も増加し，軸はほぼ倒乱視である．そのため全乱視度数としては前面乱視度数より減少する方向に働くと思われる．また前面が倒乱視のときは，乱視度数が増加しても後面乱視度数は増加するとは限らず，また軸も倒乱視の割合が減少するために，全乱視度数としては大部分が増加するとまでは言えず，ばらつきが多いことになる．そのため前面乱視の大きい倒乱視の症例での乱視矯正は，直乱視のときより少し注意して考えなければいけない．

おわりに

　角膜前面乱視，角膜後面乱視それぞれの度数の分布や軸の特徴，年齢との関係を述べた．まずはそれぞれの傾向を理解する必要がある．ただ実際の臨床では個体差もあり，これらの傾向に該当しない症例も存在する．各々の症例の実際の測定値を必ず確認し，また生活スタイルなど含めた患者背景も考慮し，そのうえで乱視矯正を検討することで患者のquality of vision（QOV）の向上につながると思われる．

文　献

1) Watanabe K, Negishi K, Kawai M, et al：Effect of experimentally induced astigmatism on functional, conventional, and low-contrast visual acuity. J Refract Surg, **29**：19-24, 2013.
2) Shimizu K, Misawa A, Suzuki Y：Toric intraocular lenses：correcting astigmatism while controlling axis shift. J Cataract Refract Surg, **20**：523-526, 1994.
3) Miyake T, Kamiya K, Amano R, et al：Long-term clinical outcomes of toric intraocular lens implantation in cataract cases with preexisting astigmatism. J Cataract Refract Surg, **40**：1654-1660, 2014.
4) 三宅俊之，神谷和孝，天野理恵ほか：白内障手術前の角膜乱視．日眼会誌，**115**(5)：447-453, 2011.
   Summary　12,428眼の角膜前面乱視の度数，軸，年齢別の分布に関する論文．
5) Hoffmann PC, Hütz WW：Analysis of biometry and prevalence data for corneal astigmatism in 23,239 eyes. J Cataract Refract Surg, **36**：1479-1485, 2010.
6) Shao X, Zhou KJ, Pan AP, et al：Age-related changes in cornea astigmatism. J Refract Surg, **33**：696-703, 2017.
7) Naeser K, Savini G, Bregnhøj JF：Age-related changes in with-the-rule and oblique corneal astigmatism. Acta Ophthalmol, **96**：600-606, 2018.
8) Miyake T, Shimizu K, Kamiya K：Distribution of posterior corneal astigmatism according to axis orientation of anterior corneal astigmatism. PLoS One, **10**：e0117194, 2015.
   Summary　608眼の角膜前面，後面乱視の軸別や年齢別の関係を詳細に解説した論文．
9) Ventura BV, Pacheco IA, Menezes CA, et al：Astigmatism Profile in a Large Series of Brazilian Patients. J Refract Surg, **39**：56-60, 2023.

MB OCULI. No. 135：6 – 11, 2024

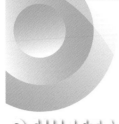

特集／押さえておきたい乱視・収差の診かた―診断のポイントと対処法―

乱視と視機能

OCULISTA

長谷川優実*

Key Words： 直乱視(with-the-rule astigmatism)，倒乱視(against-the-rule astigmatism)，斜乱視(oblique astigmatism)，コントラスト感度(contrast sensitivity)，トーリック眼内レンズ(toric intraocular lens)

Abstract：乱視はその大きさに伴って視機能を低下させる．遠方視時の倒乱視は像が横にぶれ，直乱視は縦に，斜乱視は斜めにぶれる．この像の見え方が視機能低下の程度に影響し，我々の結果では，直乱視は 1.0 D から，倒乱視は 0.75 D から，斜乱視は 0.5 D から視機能が低下した．これらの乱視が術後に残る予測であればトーリック眼内レンズ(IOL)挿入を検討すると良い．また，片眼のみでも乱視を矯正することで両眼視機能が改善するため，例えば片眼は白内障術後で，乱視が残存している症例のもう片眼の手術の際，積極的にトーリック IOL を用いて乱視矯正を行うことで両眼視時の裸眼視機能が向上する．一方，近方視時は網膜面が前焦線側に移動し，像のぼけの方向が逆転する．本稿では，乱視眼の見え方の特徴と，トーリック IOL の適応を中心に乱視矯正の必要性について述べる．

乱視眼の見え方

　乱視は，角膜や水晶体の歪みによって，1か所に焦点が合わないことをいい，正乱視と不正乱視がある．正乱視は，直行する2方向の光が2か所に焦点を結ぶ状態で，円柱レンズによって矯正できるが，不正乱視は屈折面が不規則で円柱レンズで矯正できない．正乱視の屈折力が最も強い経線が強主経線で，強主経線が焦点を結ぶ位置を前焦線という．その直角方向で屈折力が最も弱い経線を弱主経線といい，弱主経線が焦点を結ぶ位置を後焦線という．2方向の光が一番近づくところを最小錯乱円という．図1に倒乱視の光の走行と視標のシミュレーション像を示す[1]．倒乱視は強主経線が180°付近で，水平方向の光が前焦線で焦点を結び，この位置では水平方向の光のぶれはなく

なるが，直行する垂直方向の光は集光せずに上下にぶれる．垂直方向の光は後焦線で焦点を結び，この位置では垂直方向の光のぶれはなくなるが，水平方向の光は集光せずに左右にぶれる．最小錯乱円では縦横のぶれの方向性はなくなる．直乱視は強主経線が90°付近で倒乱視とぶれの方向が逆転する．一般的に，強主経線が90±30°を直乱視といい，180±30°を倒乱視，それ以外を斜乱視という．後焦線の位置に網膜面があると，直乱視は縦に二重に見えるため，縦の線はぼやけが少ないが，横の線はぼやける．倒乱視は逆に，横に二重に見え，横の線はぼやけが少ないが，縦の線がぼやける．図2は，ランドルト環と縞視標コントラスト感度の視標が乱視によってどのように見えるかシミュレーションした画像である．ランドルト環に注目すると，直乱視は上下の視標が判別しやすく，倒乱視は左右の視標が判別しやすいことがわかる．縞視標では，直乱視は乱視の影響をあま

---

* Yumi HASEGAWA，〒305-8575　つくば市天王台
　1-1-1　筑波大学医学医療系眼科，病院講師

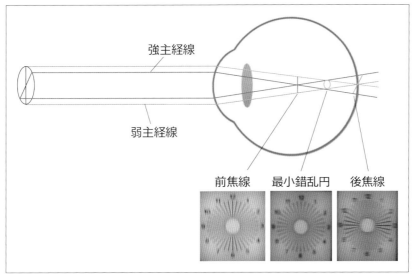

図 1. 倒乱視の前焦線，最小錯乱円，後焦線およびその見え方

（文献1より引用）

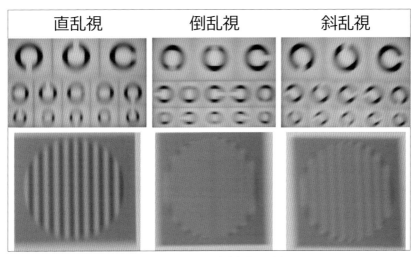

図 2. ランドルト環と縞視標コントラスト感度視標の乱視によるシミュレーション
ランドルト環は乱視軸によって判別しやすい方向がある．縞視標を見ると
直乱視はあまり乱視の影響を受けずに縞が判別しやすい．

り受けておらず縞が判別しやすいのに対し，倒乱視では縞が判別しにくい．斜乱視は倒乱視より縞が判別しやすいように見えるが，実際に斜乱視を負荷してコントラスト感度を測定すると倒乱視よりも低下しやすかった[1]．人間は水平や垂直の視覚刺激よりも，斜めの視覚刺激に対して感受性が低いことが知られており，oblique effect と呼ばれている[2,3]．

調節や，見る対象の距離が近づくことによって，網膜面の位置が変化すると，同じ乱視でもぼけの方向が変化する．つまり，直乱視は遠方視では縦に二重に見える見え方であるが，近方視では横に二重に見える見え方（倒乱視の遠方と一緒）に変化する（図3）．

乱視が視機能に与える影響と
トーリック眼内レンズ(IOL)の適応

白内障術後に乱視が残存すると，裸眼視力が低下する．図4は偽水晶体眼における乱視量と裸眼視力の関係を示したグラフである[4]．矯正視力1.0

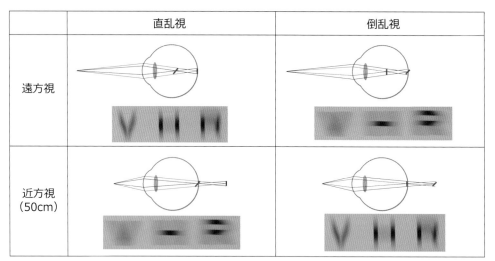

	直乱視	倒乱視
遠方視		
近方視 (50cm)		

図 3. 2.0 D の直乱視・倒乱視における，遠方視と近方視(50 cm)のシミュレーション
2.0 D の直乱視・倒乱視の遠方視・近方視(50 cm)における焦点と網膜面の関係を示した図
と V・H・R の文字が乱視によってどのようにぶれて見えるかシミュレーションした像
である．直乱視の遠方視と倒乱視の近方視でぶれの方向が同じになり，直乱視の近方視
と倒乱視の遠方視よりも文字が判別しやすいように見える．

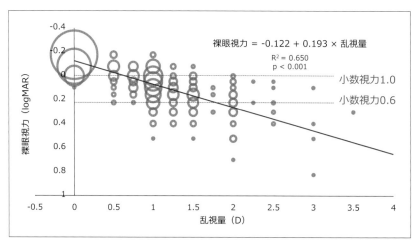

図 4. 偽水晶体眼における乱視量と裸眼視力の関係
等価球面度数が−0.125〜0 D で矯正視力 1.0 以上の偽水晶体眼にお
ける乱視量と裸眼視力の関係を示したグラフ．2.0 D の乱視でも 1.0
の視力が得られる症例がある一方,0.5 D の乱視で視力 0.6 に低下し
ている症例も存在する．回帰式から計算すると，裸眼視力 1.0 を得
るには，乱視を 0.63 D 以下とする必要がある．

（文献 4 より引用改変）

以上で，等価球面度数が−0.125〜0 D の症例を対象としているので，矯正視力や球面屈折の影響は排除されている．2.0 D の乱視でも 1.0 の視力が得られる症例がある一方,0.5 D の乱視で視力 0.6 に低下している症例も存在する．回帰式から計算すると，裸眼視力 1.0 を得るには，乱視を 0.63 D 以下とする必要がある．裸眼視力に影響する因子を多変量解析で求めると，乱視量，矯正視力，乱視軸(直乱視が倒乱視や斜乱視より良好)であった．健常眼に乱視を負荷して視力や縞視標コントラスト感度を測定してみると，直乱視では 1.0 D で視力が低下し，倒乱視では 0.75 D 以上，斜乱視では 0.5 D 以上でコントラスト感度が低下した[1]．つまり，直乱視では 1.0 D 以上，倒乱視では 0.75

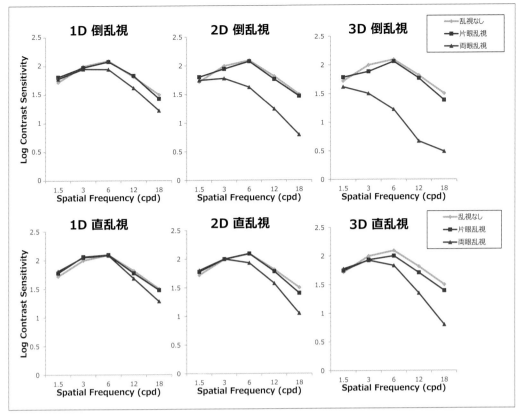

図 5. 様々な乱視の状態とコントラスト感度の関係
正常眼に様々な状態の乱視を眼鏡で負荷して両眼開放下で縞視標コントラスト感度を測定した結果である。乱視が増加するほど倒乱視，直乱視ともに低下するが，倒乱視でより低下する。また，軽度の乱視(1 D)でも高周波数域では低下する。片眼のみ乱視を有する状態で，両眼開放下で測定すると，ほとんど乱視の影響を受けず低下しない。

（文献 8 より改変）

D 以上，斜乱視では 0.5 D 以上の乱視が術後に残る予測であれば視機能が低下するため，トーリック IOL 挿入を検討すると良い。

多焦点 IOL では，乱視が残存すると遠方視力が低下したり多焦点効果が減弱するため，より積極的な乱視矯正が必要と考えられている。多焦点 IOL 挿入後，全距離で logMAR 0.2（小数視力 0.63）以上の視力を得るには，倒乱視を 0.75 D 以下にすると良いとされている。特に 3 焦点 IOL では 0.5 D の倒乱視でも遠方視力低下の可能性があり[5]，より積極的にトーリック IOL を検討すると良い。

また，年齢とともに角膜は倒乱視化する。10 年で 0.2〜0.4 D 倒乱視化する[6]といわれており，トーリック IOL 挿入後の長期経過を見ると，倒乱視症例は乱視量が徐々に大きくなり，術後 5 年以降は乱視量が増加することで，裸眼視力が低下する[7]。直乱視は視力が低下しにくい[4]ことを考慮すると，倒乱視は少し過矯正のトーリックモデルを選択しても良いかもしれない。

片眼だけでも乱視矯正は有効か

片眼だけでも乱視矯正をすることで両眼視機能は向上するのであろうか。片眼はすでに白内障手術後で乱視が残存している症例のもう片眼の白内障手術をする場面がある。その際にトーリック IOL を挿入することで両眼での裸眼視機能が向上するのかを調べるため，両眼または片眼乱視と両眼開放下の視機能を評価した。健常人の両眼に 1，2，3 D の倒乱視，または直乱視を負荷して縞視標コントラスト感度を両眼開放下で測定した。等価球面はゼロに補正している（図 5）。両眼とも乱視

であると，乱視が増加するほど倒乱視，直乱視ともに低下し，特に高周波数域では軽度の乱視（1 D）でも低下する．一方，片眼のみ乱視を有する状態で，両眼開放下で測定すると，ほとんど乱視の影響を受けず低下しない[8]．つまり，片眼だけでもトーリック IOL を挿入すれば，両眼開放下での裸眼視機能が向上するため，積極的にトーリック IOL 挿入を検討すると良い．

乱視と偽調節の関係

単焦点 IOL 挿入後，遠方から近方まで視力が良好な症例がある．これは偽調節と呼ばれる現象であり，角膜の多焦点性，コマ様収差，瞳孔径が偽調節量と関与すると報告されている[9]~[11]．これらの論文では乱視と偽調節量に関連はないとされているが，倒乱視と偽調節量が相関するという報告もある[12]．つまり，倒乱視が大きくなるほど偽調節量は大きくなることを意味する．また，軽度の倒乱視を有する単焦点 IOL 眼は同程度の直乱視眼より中間距離の視力が向上するという報告がある[13]．これは，図 3 のように，倒乱視は遠方視では横に二重に見える見え方であるが，近方視では縦に二重に見える見え方（直乱視の遠方と一緒）に変化するため視力が良いと考察されている．実際に単焦点 IOL 挿入眼に倒乱視を負荷して全距離視力を測定した報告では，乱視負荷によって近方視力は改善しなかった[14]という報告と，30 cm と50 cm の距離では倒乱視が大きくなるほど視力が良かったという報告がある[15]．両者とも乱視によって遠方視力は低下しており，近方も新聞が読めるような視力（小数視力 0.5 程度）とはなっておらず[14][15]，多くの症例では乱視をあえて残す利点はないと考えている．

おわりに

乱視の視機能への影響とトーリック IOL の適応について述べた．乱視による視機能への影響は乱視軸によって異なり，我々の結果では，直乱視は 1.0 D から，倒乱視は 0.75 D から，斜乱視は0.5 D から視機能が低下した．これらの乱視が術後に残る予測であればトーリック IOL の適応となる．多焦点 IOL 症例，視機能が低下しやすい斜乱視，年齢とともに増加する倒乱視症例では積極的にトーリック IOL を検討すると良い．また，片眼のみでも乱視を矯正することで両眼視機能は改善するため，片眼の手術でも積極的にトーリックIOL を用いて乱視矯正を行うことが望ましい．

文　献

1) 長谷川優実：【乱視　視機能への影響と各種治療アップデート】乱視眼の視機能．IOL & RS，**36**(3)：356-361，2022．

2) Orban GA, Vandenbussche E, Vogels R：Human orientation discrimination tested with long stimuli. Vision Res, **24**(2)：121-128, 1984.

3) Furmanski CS, Engel SA：An oblique effect in human primary visual cortex. Nat Neurosci, **3**(6)：535-536, 2000.

4) Hasegawa Y, Honbo M, Miyata K, et al：Type of residual astigmatism and uncorrected visual acuity in pseudophakic eyes. Sci Rep, **12**(1)：1225, 2022.
   Summary IOL 挿入眼の乱視と裸眼視力の関係を示した論文．

5) Hayashi K, Yoshida M, Igarashi C, et al：Effect of refractive astigmatism on all-distance visual acuity in eyes with a trifocal intraocular lens. Am J Ophthalmol, **221**：279-286, 2021.
   Summary 2 焦点，3 焦点 IOL 挿入眼に乱視を負荷して全距離視力を測定し，乱視矯正の重要性を報告した論文．

6) Hayashi K, Ogawa S, Manabe S, et al：Influence of patient age at surgery on long-term corneal astigmatic change subsequent to cataract surgery. Am J Ophthalmol, **160**(1)：171-178, 2015.

7) Oshika T, Nakano S, Fujita Y, et al：Long-term outcomes of cataract surgery with toric intraocular lens implantation by the type of preoperative astigmatism. Sci Rep, **12**(1)：8457, 2022.
   Summary トーリック IOL 挿入眼の長期経過から，倒乱視の矯正の重要性を報告した論文．

8) Hasegawa Y, Hiraoka T, Nakano S, et al：Effects of astigmatic defocus on binocular contrast sensitivity. PLoS One, **13**(8)：e0202340, 2018.

9) Fukuyama M, Oshika T, Amano S, et al：Relationship between apparent accomodation and corneal multifocality in pseudophakic eyes. Ophthalmology, **106**(6)：1178-1181, 1999.

10) Oshika T, Mimura T, Tanaka S, et al：Apparent accommodation and corneal wavefront aberration in pseudophakic eyes. Invest Ophthalmol Vis Sci, **43**(9)：2882-2886, 2002.

11) Kamiya K, Kawamorita T, Uozato H, et al：Effects of astigmatism on apparent accommodation in pseudophakic eyes. Optom Vis Sci, **89**(2)：148-154, 2012.

12) Yamamoto T, Hiraoka T, Oshika T：Apparent accommodation in pseudophakic eyes with refractive against-the-rule, with-the-rule and minimum astigmatism. Br J Ophthalmol, **100**(4)：565-571, 2016.

13) Trindade F, Oliveira A, Frasson M：Benefit of against-the-rule astigmatism to uncorrected near acuity. J Cataract Refract Surg, **23**(1)：82-85, 1997.

14) Hayashi K, Hayashi H, Nakao F, et al：Influence of astigmatism on multifocal and monofocal intraocular lenses. Am J Ophthalmol, **130**(4)：477-482, 2000.
    Summary　2焦点IOLと単焦点IOL挿入眼に乱視を負荷して全距離視力を測定し，乱視矯正の重要性を報告した論文.

15) Hayashi K, Manabe S, Yoshida M, et al：Effect of astigmatism on visual acuity in eyes with a diffractive multifocal intraocular lens. J Cataract Refract Surg, **36**(8)：1323-1329, 2010.
    Summary　2種類の2焦点IOLと単焦点IOL挿入眼に乱視を負荷して全距離視力を測定し，乱視矯正の重要性を報告した論文.

Monthly Book **OCULISTA**
創刊5周年記念書籍

好評書籍

すぐに役立つ
眼科日常診療のポイント
―私はこうしている―

■編集　大橋裕一(愛媛大学学長)／村上　晶(順天堂大学眼科教授)／高橋　浩(日本医科大学眼科教授)

日常診療ですぐに使える!
診療の際にぜひそばに置いておきたい一書です!

眼科疾患の治療に留まらず、基本の検査機器の使い方から
よくある疾患、手こずる疾患などを豊富な図写真とともに
詳述!患者さんへのインフォームドコンセントの具体例を
多数掲載!

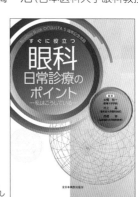

■ 2018年10月発売　オールカラー　B5判
　300頁　定価10,450円(本体9,500円+税)
※Monthly Book OCULISTA の定期購読には含まれておりません

Contents

 全日本病院出版会　〒113-0033　東京都文京区本郷3-16-4　Tel:03-5689-5989
www.zenniti.com　　　　　　　　　　　　　　　　　Fax:03-5689-8030

MB OCULI. No. 135 : 13−20, 2024

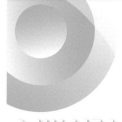

特集／押さえておきたい乱視・収差の診かた─診断のポイントと対処法─

正乱視・不正乱視の評価法

川守田拓志*

Key Words : 正乱視(regular astigmatism)，不正乱視(irregular astigmatism)，角膜乱視(corneal astigmatism)，角膜形状解析(topography)，ケラトメーター(keratometer)

Abstract：角膜は眼球光学系の主要な部位であり，高い屈折力を持ち，乱視や高次収差の発生に大きく影響する．ケラトメーターは角膜の曲率半径，屈折力，乱視を測定する装置で，眼内レンズの計算やコンタクトレンズの処方に重要なデータを提供する．角膜トポグラフィは，プラチド式，スリットスキャン式，OCT 式といった原理に基づき，角膜の形状を詳細に分析する．これらの機器は角膜の表面形状，厚さ，後面形状などを評価し，正乱視，不正乱視の評価に役立つ．精度と再現性を確保するために，測定時のアライメント，涙液の安定性，眼瞼の位置に注意が必要である．また，各機器の測定結果の解釈には，角膜形状マップの種類や色のステップ，スケールの選択にも注意を払う必要がある．解析アルゴリズムの開発や結果表示画面も視覚的にわかりやすいものとなり，角膜乱視の詳細な評価に寄与している．

はじめに

　眼球光学系において，角膜は約 40 D の高い屈折力を持ち，全体の約 2/3 を占める寄与の高い媒質である[1]．空気と接触し，屈折率差が大きいので，乱視や高次収差も発生しやすい．角膜の微細な形状変化が網膜に映る像に大きく影響するため，角膜の正確かつ再現性の高い形状評価は，極めて重要である．

　ケラトメーターや角膜トポグラフィは，測定原理からアルゴリズムまで異なる機種が多くある．角膜トポグラフィの原理は，大別するとプラチド式，スリットスキャン式，干渉式に基づいており（図1），近年ではこれらの原理を組み合わせた，欠点を補う新しいタイプの装置も登場し，進化している[2]．

　本稿は，多くの施設でルーチン検査となっているオートレフケラトメーターによる正乱視評価と，最近では評価法として確立した角膜トポグラフィによる不正乱視評価について，原理と特徴，注意点について記述する．

正乱視の評価

1．ケラトメーターの原理と特徴

　ケラトメーターは角膜の曲率半径，屈折力，角膜乱視の度数と軸を測定する装置である（図1）．眼内レンズの度数計算，コンタクトレンズの処方に必要な基本データ，角膜乱視の確認，さらには角膜疾患の評価に用いられる．ケラトメーターの計測はオートレフの全屈折の計測よりも通常先に行われ，その測定時間は約 0.1〜0.3 秒と短い．結果の表示画面では，低い屈折力（大きな曲率半径）を持つ弱主経線と，高い屈折力（小さな曲率半径）を持つ強主経線で表示され，さらに両経線の差である角膜乱視量と平均値が示される．

* Takushi KAWAMORITA，〒252-0373　相模原市南区北里 1-15-1　北里大学医療衛生学部視覚機能療法学専攻，准教授

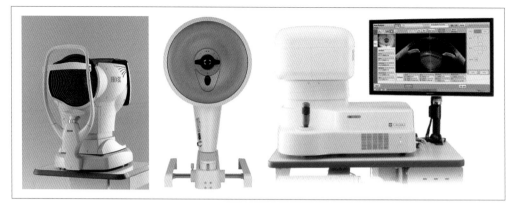

図 1. 代表的な角膜形状解析装置　　　　　　　　　　a｜b｜c
　　a：OPD-Scan® Ⅲ
　　b：Pentacam® AXL Wave
　　c：CASIA® 2

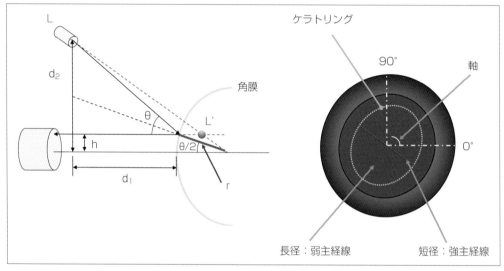

図 2. ケラトメーターの原理概念図

ケラトメーターは，角膜前面の反射像(プルキンエ・サンソン第Ⅰ像)を利用して，その大きさから角膜の曲率半径を計算する[1]．この計測光源には，近赤外光が用いられる．一般的に，オートケラトメーターは，角膜上のある径の外周を測定し，その解析径は機種によって異なる．例えば，角膜に約3mm径のリング像を投影し，そのリング像をCCDカメラで撮影，画像解析を通じて角膜の曲率半径を計算し表示する．この計算は，眼球が光軸に対して楕円形をしているという仮定のもと，強主経線と弱主経線の曲率半径と軸度を算出する．

ケラトメーター計測の概念図(図2)では，光源

Lから角膜に投影された光がL' という虚像を作り，この虚像の高さhは角膜の曲率半径に比例して変化する．この高さhを測定することで角膜の曲率半径rを求めることができる．

$$\tan\theta = (d_2 - h)/d_1$$
$$r = h/\sin(\theta/2)$$

ただし，r：曲率半径，h：虚像の高さ，θ：光源からの光が角膜に入射する角度

角膜屈折力の計算には，以下の面屈折力の公式を用いる[3]．角膜乱視は，強主経線と弱主経線の屈折力の差分をとる．

$$D = (n_1 - n_0)/r$$

ただし，D：屈折力（単位 diopter），n_0：空気屈折率，n_1：角膜屈折率，r：曲率半径（単位 m）

角膜全体の屈折力は，角膜前面と後面の屈折力を計算し，厚みの補正を行い，算出する．

$$P_t = P_a + P_p - (t/n_1) \times P_a \times P_p$$
$$P_a = (n_1 - n_0)/r_a$$
$$P_p = (n_2 - n_1)/r_p$$

ただし，P_t：角膜全屈折力，P_a：角膜前面屈折力，P_p：角膜後面屈折力，t：角膜厚，r_a：角膜前面曲率半径，r_p：角膜後面曲率半径，n_0：空気屈折率，n_1：角膜屈折率，n_2：房水屈折率

オートケラトメーターでは通常，角膜前面の曲率半径のみ測定できるため，角膜全体の屈折力を推定するために換算屈折率（または等価屈折率）を使用する．この換算屈折率は，角膜の前面と後面の曲率半径の比率に基づいて決定される．角膜の前面が急峻（スティープ）な場合，後面も同様にスティープである傾向があり，反対に前面が平坦（フラット）なら後面もフラットな傾向がある．この関係性に基づき，角膜の前面と後面の曲率半径は一定の比率であると仮定されている．この換算屈折率は，多くのケラトメーターやトポグラフィでは 1.3375 が使用される．他にも 1.332 や 1.336 などの値が使用されることがあり，機種によってはこの値を設定画面で変更できる．

この換算屈折率を使用することで，角膜の後面と角膜厚を無視し，角膜全屈折力を推定することが可能になる．この推定された角膜全体の屈折力は「換算 K 値」と呼ばれる．例えば，Gullstrand 模型眼を用いて，角膜前面曲率半径と換算屈折率 1.3375 から換算 K 値を求めると，約 43.8 D となる．しかし，角膜後面曲率半径と厚みの情報を含めて計算すると，約 43.1 D となり，換算屈折率を用いた式は角膜屈折力を若干過大評価となる．この換算屈折率は強主経線と弱主経線で異なる可能性があることから乱視においてもわずかに影響を与えることになる．

2．ケラトメーターの検査の評価と注意点

注意点は，アライメント，上眼瞼，固視，涙液に注意する必要がある．急いで計測すると上眼瞼と睫毛の影響を受けやすく，また涙液が安定化する前に計測されやすい．その場合，ケラト値の精度が低下し，特に乱視度数と軸が変化しやすいため，注意が必要である．

オートレフ計測モードとオートケラト計測モードでは，固視目標が異なる機種が多い．オートレフでは，調節介入を減少させるため，雲霧機構が備わっており，かつリラックスしやすいよう気球や風景の指標が多いが，ケラト計測モードでは，1 つの赤い点が点灯していたりする．眼内レンズ度数計算にケラト値を使用する場合，オートケラト計測モードにして計測したほうが精度および再現性の観点から望ましいと思われる．

ケラトメーターで計測している領域は，角膜上 3 mm 付近の外周計測であるため，初期円錐角膜など角膜周辺に異常が生じている場合には，影響が出てこない機種もある．最近では，複数のリングを用いるなど機器の発展もあり，使用している機種が角膜形状のどの位置を計測しているか把握しておくことが望ましい．

不正乱視の評価

1．角膜形状解析装置の原理と特徴
1）プラチド式

プラチド式トポグラフィは，角膜に多数のプラチドリングを映し出し，その反射像のサイズや形状から角膜の形状を分析する．この方法は主に角膜の表面形状の分析に用いられる．曲率半径の計測原理は，先に説明したケラトメーターと類似している．このタイプの代表的な機器には，TOMEY 社の TMS-4N，ニデック社の OPD-Scan®Ⅲ，トプコン社の KR-1W，Optikon 社の Keratron などがある．以前は角膜前面形状のみの計測に限られていたが，一部の機種では厚みや後面も計測可能となっている．

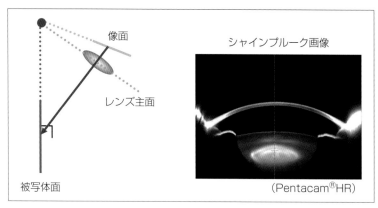

図 3. シャインプルーク原理

2）スリットスキャン式

スリットスキャン式では，角膜にスリットの光を照射し，その反射光を CCD カメラで撮影し，光の切断面画像を分析して角膜の形状を調べる．このタイプの機器は，断面図の分析を通じて，角膜の後面の形状や厚さを計測することが可能である．主な製品としては，OCULUS 社の Pentacam® HR，Ziemer 社の Galilei，Bausch＋Lomb 社の Orbscan 3 などが挙げられる．特に Pentacam® HR と Galilei は，スリット光を利用しつつ，シャインプルーク原理を採用している（図3）．この原理は CCD 面，レンズの主面，対象面が一直線上に位置するように配置され，これにより被写界深度を広げ，角膜から水晶体までの範囲で鮮明な画像を得られるという特徴がある．ただし，斜めに計測しているので，画像は補正して評価する必要がある．

3）OCT 式

光には波の特性があり，波の頂点が合わさると相乗効果を生み，頂点と谷が合わさると相互に打ち消し合う．この技術の根本原理はマイケルソン干渉計に基づいており，得られた干渉の模様を分析することで，角膜の形状を特定することができる．この方式でよく知られている機器には，TOMEY 社の CASIA® 2 やトプコン社の 3D OCT-2000 などがある．最近では偏光 OCT による複屈折の特性を応用し，角膜のコラーゲン線維の配列や密度変化を間接的に検出する試みもある．

2．角膜形状解析装置の検査の評価
1）代表的な角膜形状解析マップ

角膜形状解析装置のマップの種類は多岐にわたり，各々利点と欠点がある．また，メーカーによって用語の統一がなされていない．以下，代表的なマップを記述する．

アクシャルマップ（Axial map），別名でサジタルマップ（Saggital map），グローバルマップ（Global map）と呼ばれ，角膜上の任意の点から測定軸に垂直に下ろした接線の長さを用いてアクシャル曲率半径を計算する（図4-a）．このマップは角膜の球面性を示し，角膜形状の全体像を捉えるのに有効である．再現性が高く，標準的なマップとしてしばしば使用される．ただし，この方法の欠点は，局所的な変化が正確に反映されない点であり，角膜の周辺部になるほど誤差が増加する．そのため，角膜矯正手術後の眼や円錐角膜のような局所的な変化が顕著なケース，または角膜の周辺部に異常がある場合の評価には適していない．

タンジェンシャルマップ（Tangential map）は，別名インスタンテイニアスマップ（Instantaneous map）やローカルマップ（Local map）とも呼ばれている．このマップでのタンジェンシャル曲率半径は，アクシャル曲率半径を微分し，角膜の各部位の傾きに基づいて計算される（図4-b）．この手法は角膜の局所的な変化を捉えることができるというメリットがあるが，涙液の影響を受けやすく，アクシャル曲率半径に比べて屈折力の再現性が低くなることが欠点である．

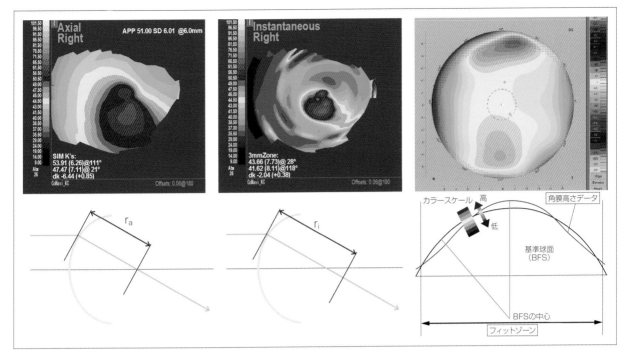

図 4. 代表的な角膜形状解析マップ
　　a：アクシャルマップ
　　b：タンジェンシャルマップ
　　c：エレベーションマップ

a | b | c

リフラクティブマップ（Refractive map）は，角膜の屈折率 1.376 を用い，スネルの法則を適用して，角膜を通過する光がどのように屈折されるかを示している．この原理により例えば角膜屈折矯正手術の前後での角膜の形状変化を分析し，矯正効果を測定することが可能である．しかし，このアプローチでは角膜の後面形状は考慮されず，あくまで角膜前面の屈折力のみを基にしたものであることに留意する必要がある．

エレベーションマップ（Elevation map）は，別名ハイトマップ（Height map）として知られ，角膜の形状を曲率ではなく高さの情報を用いて評価する．角膜の形状データから最小二乗法を含む手法を使用し，基準となる球面であるベストフィットスフィア（best fit sphere：BFS）を計算し，この基準球面との高低差を基に角膜を評価する（図 4-c）．このマップは，屈折矯正手術の術前検査，円錐角膜の診断，屈折矯正手術後の角膜拡張症の診断などに適用され，正乱視では高低が大きく出る．

2）不正乱視評価

角膜形状装置の不正乱視の評価は多くある．角膜収差解析，フーリエ解析，スクリーニング用解析，眼内レンズの度数を計算するためのアプリケーションなど，様々な解析アルゴリズムが用意されている．ここではフーリエ解析とその他の不正乱視の指標を取り上げる．角膜収差も不正乱視評価の代表ではあるが，次稿を参照されたい．

a）フーリエ解析

フーリエ解析は複雑な波を単純な波に分解する解析法で，信号処理や画像処理など色々な分野で使用されているが，角膜形状の解析にも応用されている．マイヤーリング上の屈折力分布を周期関数として捉え，横軸を軸角度，縦軸を屈折力としてプロットする．そこで以下の正弦曲線の方程式を用いて最小二乗法で近似していく．

$$y = a + b \times \sin(x - e_1) + c \times \sin 2(x - e_2)$$

ただし，y：角膜屈折力（D），x：軸角度（°），a：球面成分，b：非対称成分，c：正乱視成分

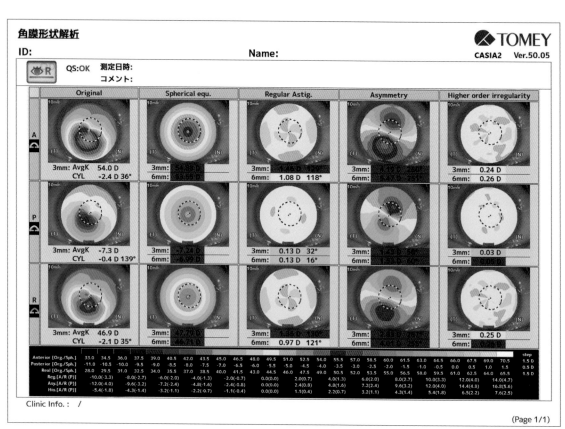

図 5. フーリエ解析の例（TOMEY 社 CASIA® 2）

結果は，0次の球面成分と1次の非対称成分，2次の正乱視成分，3次以上の高次不正乱視成分に分けられる（図5）．0次と2次は球面レンズと円柱レンズで矯正可能な成分で，1次と3次は通常の球面，円柱レンズでは矯正ができない不正乱視成分である．機種によるが，どのマイヤーリングを解析するかは，瞳孔径や解析径の設定により変えることができ，角膜中心3mm以内や6mm以内といった分析が可能になる．

b）その他の不正乱視指標

不正乱視の進行を経時的に分析できるソフトウェアも登場している．Pentacam® シリーズにおいては Belin ABCD Progression Display で曲率半径や最薄部，角膜前面の平均曲率半径と各曲率半径の偏差である index of surface variance（ISV），角膜曲率半径の対称性を水平方向の経線を軸として測定する index of vertical asymmetry（IVA），角膜エレベーションデータの対称性を水平方向の経線を軸として測定する index of height decentration（IHD），垂直方向での中心のずれを測定する index of height asymmetry（IHA）の経時変化について，視覚的に確認可能である（図6）．

疾患のスクリーニングに必要な情報としては，患者の角膜状態がデータベースの正常範囲なのか，異常であればどのあたりにあるのかという位置づけが重要であるが，例えば Fast Screening Report は様々な角膜の情報が分布とともに出てくるので把握しやすい（図7）．

3．角膜形状解析装置の検査の注意点

通常，オートレフと同様の手順で使用し，計測の際は，アーチファクトが影響していないかを都度確認し，数回の計測を行った後，適切なマップを選んで結果を出力する．機種によっては，計測の信頼度が示されるため，それを参照するとよい．ケラトメーターと同じ注意点であるが，より感度の高い検査であるため，特に眼瞼[4]，睫毛，涙液，頭位に注意を払う必要がある．上眼瞼や睫毛が計測結果に影響を与えている場合は，患者に

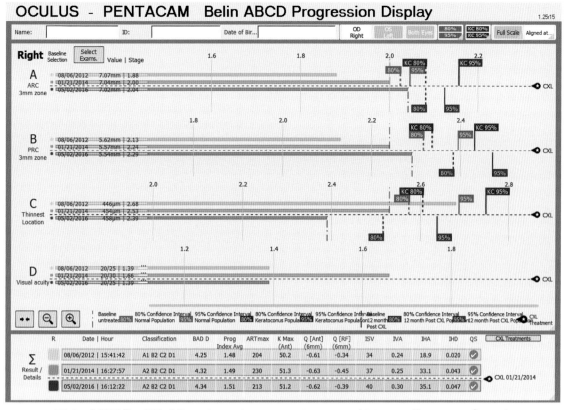

図 6. 角膜形状の経時変化 Belin ABCD Progression Display（OCULUS 社 Pentacam® AXL）

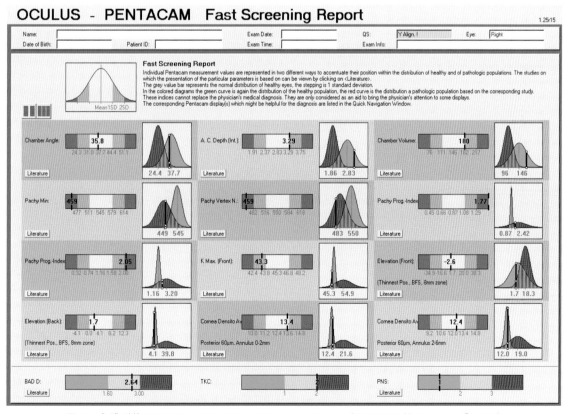

図 7. 角膜形状のスクリーニング Fast Screening Report（OCULUS 社 Pentacam® AXL）

開瞼を促すか，眼球を圧迫せず慎重に計測する．また，必要に応じて人工涙液を点眼することも有効であるが，その場合，日常視と異なる状態であることを記録しておいたほうがよい．角膜形状マップの色のステップや，絶対スケールと相対スケールの選択によって色の印象が変わるため，色だけですべてを判断することは避け，下記の定性評価の目安を参考にすることが推奨される．

　過去の報告[5]などで再現性をあらかじめチェックしておき，患者によって再計測が必要かどうかを判断する．定性評価の目安としては，アクシャルマップで1.5Dの絶対スケールを用い，中央部が3色以内，全体で3〜5色，対称性と周辺の扁平化，左右の差異が小さいことが挙げられる．エレベーションマップでは，前面が10μmステップ，後面が20μmステップの場合，中央部が3色以内であれば正常とみなし，高い感度と特異度を得ることができる[6]．

文　献

1) 魚里　博，平井宏明，松浦豊明：眼光学の基礎（西信元嗣編）．金原出版，1990．
　Summary　眼光学に必要な基礎知識が体系的に学べる王道の1冊．
2) 前田直之，大鹿哲郎，不二門　尚編：前眼部画像診断A to Z OCT・角膜形状・波面収差の読み方．メジカルビュー社，2016．
　Summary　前眼部画像診断を基礎から応用までわかりやすく学ぶことができる．
3) 小林義治，松岡久美子，臼井千惠ほか：視能学第3版．文光堂，2022．
　Summary　正乱視や不正乱視，視機能，眼屈折計の原理まで広範に基礎を学ぶことができる．視能訓練士はおそらく全員持っている必須の書．
4) Kawamorita T, Uozato H, Kamiya K, et al：Repeatability, reproducibility, and agreement characteristics of rotating Scheimpflug photography and scanning-slit corneal topography for corneal power measurement. J Cataract Refract Surg, **35**：127-133, 2009.
5) Biswas B, Biswas P：Agreement and repeatability of corneal thickness and radius among three different corneal measurement devices. Optom Vis Sci, **98**：1196-1202, 2021.
6) Tanabe T, Oshika T, Tomidokoro A, et al：Standardized color-coded scales for anterior and posterior elevation maps of scanning slit corneal topography. Ophthalmology, **109**：1298-1302, 2002.

MB OCULI. No. 135：21-27, 2024

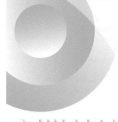

特集／押さえておきたい乱視・収差の診かた―診断のポイントと対処法―

臨床で役立つ収差の基本知識とその評価法

高田雄介*

Key Words： 波面収差(wave front aberration)，高次収差(higher order aberration)，ザイデル収差(Seidel's aberrations)，ゼルニケ多項式(Zernike polynomial)，不正乱視(irregular astigmatism)

Abstract： まず，はじめに『収差』といわれると，なかなか馴染みにくく難しく感じてしまう方も多いと思う．しかし，現代眼科において屈折矯正手術や多焦点眼内レンズの多様化により視力だけではなく見え方の質を求められる場面が増えてきている．そのためには球面度数や円柱度数だけでなく，収差について知っておく必要がある．また，これらを精査せず見逃したまま手術をしてしまうと術後見え方の不満につながる可能性があり注意が必要である．そこで本稿においては日常の臨床で役立つ基本的かつ実用的な知識が得られるように，それぞれを測定する代表的な機器を提示し，『収差』について述べる．

幾何光学と波面光学

収差を知るうえでまず知っておきたい言葉が「幾何光学」と「波面光学」である．

幾何光学とは，光は光線的に直進するという考えを基にしており，屈折率の異なる物質にある一定の角度をもって入射すると，Snell の法則(図1)により直進せずに屈折して進んでいく．光線追跡として一般的に光の屈折を説明するときに用いられる基本的考えである．

一方，光の干渉や回折，偏光など幾何光学では簡単に表現できない光の伝わり方を波として考えたものを波動光学といい，両者の媒介となるものが波面という考えである[1]．

光源から発せられた光は様々な方向に広がっていき，同じ時間進んだ位置をつないだものを波面という．光線と波面の関係を考えると光線の進行方向と波面は直交する(図2)．このように光を波

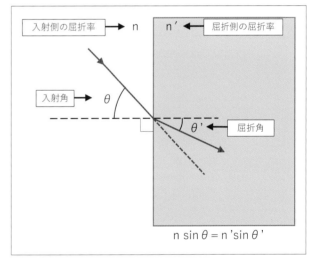

$$n \sin \theta = n' \sin \theta'$$

図 1. Snell の法則
屈折率の異なる物質の境界面に光が入射するとき，Snell の法則を満たす角度で屈折する．

面として考えたものを波面光学という[2][3]．眼球に入射する光を波面として考えてみると，遠方からの光は平行光線であり波面は平面である．そしてその光が眼内に入射した場合，正視眼では網膜上に集光するが，近視眼では網膜より前方，遠視眼

---

* Yusuke TAKADA，〒569-0055　高槻市西冠1-12-8　たかつき西冠ビル2階　医療法人聖佑会おおしま眼科グループ，検査部統括部長

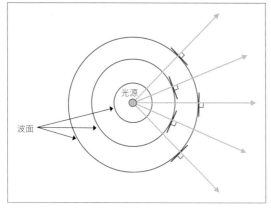

図 2. 光線と波面の関係

では網膜より後方に集光するように光は進んでいく（図3-a）. 当然眼内での光線の状態を直接解析することは困難であるので，網膜上に集光するように光源を調整し，そのときの光源の位置を解析することで眼球の度数を測定することができる. このときに眼底から光が返ってきたと考えると，正視では平面波となるが，近視眼では波面の収束する方向（外側）が早く進み内側が遅く進むこととなり，遠視眼では波面の開散する方向（外側）が遅く進み内側が早く進むこととなる（図3-b）. つまり収束光線では中央部の波面が相対的に遅れ，逆に開散光線では中央部の波面が相対的に進むこと

になる. またそれをカラーマップ（収差マップ）で表現することで波面を視覚的によりわかりやすく捉えることができる（図3-c）.

収差（aberration）とは

収差を幾何光学的に捉えた場合，色収差（chromatic aberration）と単色収差（monochromatic aberration）がある（図4）[4)5)]. 色収差は光の波長により屈折率が異なることで生じる. 眼鏡処方での赤緑検査は，眼球光学における色収差を利用したものである. 単色収差の代表的な表現であるザイデルの5収差には，①球面収差（spherical）：球面レンズに入射する平行光線は光軸から離れたものほど強く屈折する. そのために生じる光軸に対して対象的な同心円状の収差. 夜間近視となるのはこのためである. ②コマ収差（coma）：光軸から外れた位置から入射する平行光線が彗星（comet）のように尾を引いた像となり，光軸に対して非対称な収差. 眼内レンズ（IOL）偏位や円錐角膜などで起こる場合がある. ③非点収差（astigmatism）：光軸外の光源から出た光は方向によって結像する位

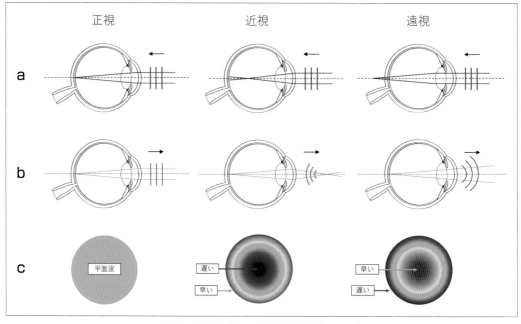

図 3. 屈折による波面と波面収差マップ

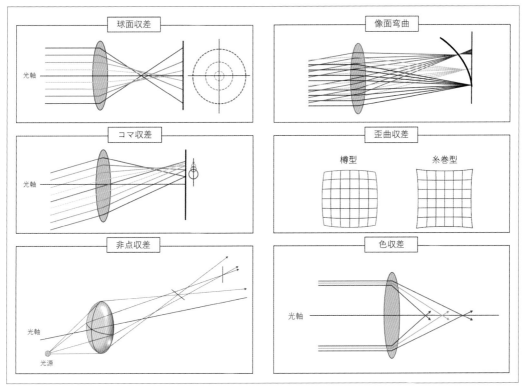

図 4. ザイデル 5 収差と色収差

置が異なる．レンズ通過後に一度線状に結像して（前焦線）そのまま発散していき，後方で垂直方向に線状に結像する（後焦線）．これは屈折値の円柱度数（C 面度数）にあたるもので，この 2 つの線状像のほぼ中央にできる小さい円形像を最小錯乱円といい，網膜上に結像することで最も良い画像が得られる．④像面弯曲（curvature of field）：光軸に垂直な平面上の像はレンズ通過後に平面上に結像するのが理想だが，実際はカーブを描くように曲面上に結像する．しかし，眼球では網膜が適度にカーブを描く形状をしているため，この収差は代償されあまり問題とならない．⑤歪曲収差（distortion）：この収差は他の 4 つの収差とは異なり，像の鮮明さではなく像の形状に関係する収差である．レンズを通過した像の対角線方向が凸レンズでは拡大され糸巻型に，凹レンズでは縮小され樽型に歪んでしまう現象．非球面レンズなどではこの歪みを補正することで見やすくなっている．

また，光を波面として捉えた場合，波面の遅れや進み（位相という）が収差としての評価になる．例えば凸レンズを通過する光束の中心部は屈折率

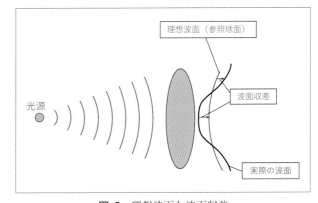

図 5. 理想波面と波面収差

の高いレンズの中央部分を長距離通過するので，レンズの周辺部分を通過する光束の周辺部より波面が遅れてしまい，レンズを通過した波面は中央部が凹んだような球面状になる（図 5）．そのずれを波面収差（wave front aberration）という．

例えばその考えを『眼球』に照らし合わせてみると，ある一点を見たときに物体から発せられた光は，涙液，角膜（前面と後面），前房水，水晶体（前面と後面），硝子体を通過し，それぞれ固有の屈折率の組み合わせにより一定方向に屈折し網膜に集

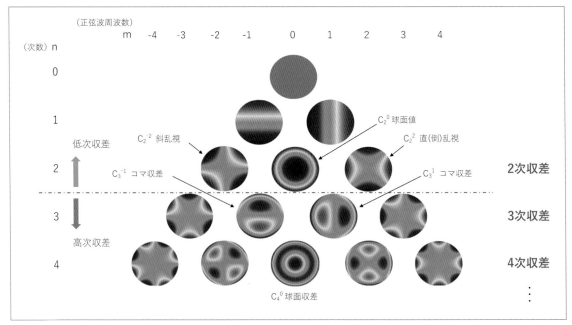

図 6. ゼルニケ多項式マップ

光する．そして，見る距離が変われば発せられる光の角度が変わるため，水晶体の厚みが変化することにより網膜上に集光するよう調整している．しかし，各部位において形状異常などによる歪みがある場合，光は一点に集光せず，ずれてぼけを生じる．また，核白内障などにより中央部の波面が相対的に遅れてずれを生じる．これが『収差』である．

波面収差の表現

波面収差の表現法としてFrederic Zernikeが考案したゼルニケ多項式がよく用いられる．

ゼルニケ多項式の係数（C_n^m）はコマ収差，球面収差などのザイデル収差に対応しているため，各係数がわかることで収差の特徴を捉えやすくなっている[6]．また，縦軸を次数 n，横軸を正弦波周波数 m としてそれぞれの収差パターンを配列しゼルニケ多項式をマップ表示したものを示す（図6）．図のように2次までを低次収差と呼び，これらは一般的に眼鏡による矯正が可能である．3次以降は高次収差（higher order aberration）と呼ばれ，不正乱視ともいわれる．また，ゼルニケ係数の値には名称があり，C_2^0は球面値，C_2^{-2}は斜乱視，C_2^2は直（倒）乱視といい，C_3^{-1}は垂直方向のコマ収

差，C_3^1は水平方向のコマ収差，C_4^0は球面収差という．その他に白内障における3重視の原因にもなる三つ葉型の収差（trefoil）のC_3^{-3}，C_3^3はC_3^{-1}，C_3^1と併せて3次のコマ様収差という．また，C_4^{-2}，C_4^{-4}，C_4^4，C_4^2はC_4^0と併せて4次の球面様収差という．ちなみに次数に関しては無限に展開されるが，高次になるに従い影響が少なくなるので，眼球では通常6次くらいまでの表現となる．

また，3次以降の高次収差の係数を2乗した和の平方根をとったものが全高次収差として計算され，root mean square（RMS）という単位で表示される．

このように高次収差を含む波面収差はゼルニケ係数の結果と合わさり，各測定点での位相が決定されマップとして表現されている．

波面収差解析を用いた代表的な機器

波面収差計に用いられている測定原理[7]には，瞳孔領域の局所的なスポットごとの光線のずれを測定し得られた全体のずれの分布から波面収差を計算する Hartmann-Shack 式，局所的な検影法の原理を応用し，それにより得られた眼屈折力差分布から波面収差に変換する optical path difference（OPD）式，網膜にレーザー光をグリッドパ

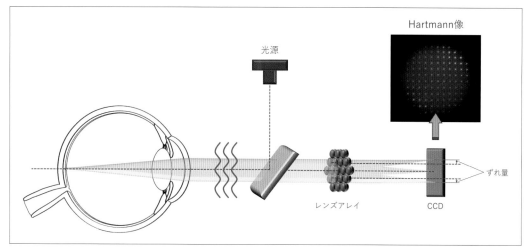

図 7. Hartmann-Shack 式波面センサーの原理

光源から細いレーザー光として黄斑部に照射し，その反射光は波面を形成し水晶体，瞳孔，角膜を通り眼外に広がりながら出てくる．その波面を細かいレンズが並んだレンズアレイを通し CCD カメラで撮影する．本来照射される位置からずれたスポットの距離を測定し波面収差を算出する．

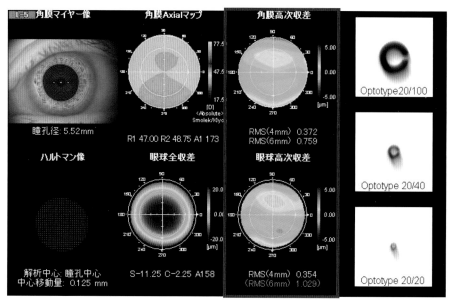

図 8. KR-1W による軽度円錐角膜症例の測定結果画面

角膜と眼球全体の高次収差パターンが同じ（上方部が暖色，下方部が寒色）であり，角膜前面の影響が大きく出ている．また，軽度円錐角膜ではあるがランドルト環のシミュレーション像を確認することで視力不良であることが推察できる．

ターンで入射し，各点の変位量から光線追跡法にて波面の形状を再現する Tscherning 式，瞳孔面上のレーザー光入射位置と収差による黄斑部からのずれを受光しスポットダイアグラムを作成し波面の傾きに変換する ray trace 式などがあり，現在様々な方式を使用した検査機器があるが，本稿では代表的な2機種として以下について説明する．

1．波面センサー（KR-1W：TOPCON）

波面センサーといえば Hartmann-Shack 式（図7）の原理を使用したものを指すことが多いと思う[8]．この KR-1W は角膜形状解析（図8）を備えており，高次収差の原因がどこ由来のものなのかを知ることができる．例えば角膜と眼球の高次収差が同じパターンであれば角膜（前面）に異常があ

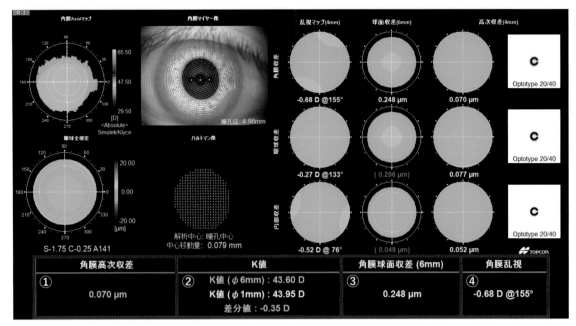

図 9. KR-1W による IOL セレクションマップ
4 項目とも正常範囲内であるかを確認する必要がある．異常値は赤色で表示される．

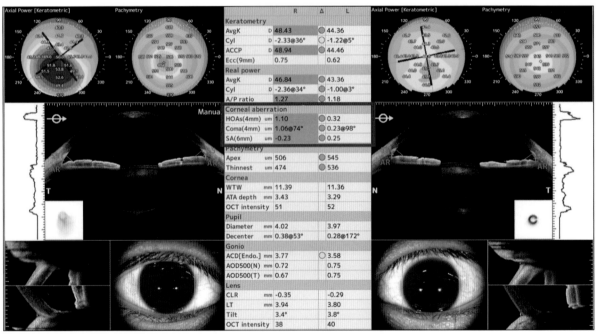

図 10. CASIA® 2 によるトータル解析での円錐角膜症例の測定結果
赤枠内の HOAs（全高次収差），Coma（コマ収差），SA（球面収差）が正常範囲外の値を示しているので
赤く表示されている．

り，角膜と眼球の高次収差のパターンが異なれば
眼球内部（角膜後面＋水晶体，IOL）に異常がある
と判断できる．また，IOL セレクションマップ（図
9）では以下の 4 点を事前に確認することで白内障

術前の角膜評価が可能となり，術後トラブルを未
然に防ぐことができる．①角膜高次収差の有無．
これにより通常の術前検査では見逃す危険性のあ
る角膜不正乱視の評価につながる．②LASIK 眼

など特別な IOL 度数計算の必要性の有無．③角膜球面収差の有無．これにより非球面，球面 IOL の適応の評価につながる．④角膜正乱視の有無．これを確認することで多焦点 IOL の適応評価となる．その他にもドライアイなどによる高次収差の時間的変化の評価も可能である．

2．前眼部 OCT（CASIA® 2：TOMEY）

CASIA® 2 では OCT スキャンでの角膜形状データ（高さデータ）に基づき角膜前後面で光線追跡による波面収差解析を行い，それをゼルニケ多項式展開することで各種収差を計算している．全高次収差，コマ収差，球面収差を数値化し，値が正常範囲外になると黄色，赤色で示している（図10）．このようにトータル解析では角膜の全パラメータを一目瞭然で判断できるため角膜形状をはじめとした前眼部の術前評価には非常に有用である．CASIA® 2 では収差解析に関しては角膜のみを評価しているが，OCT スキャンによる形状解析のためプラチド式に比べ涙液の影響を受けにくく，近年重要視されている角膜後面の収差を含め評価できるということが臨床的に大きな利点である．また，測定原理は収差解析とは異なるが，CASIA® 2 では360°の角膜屈折力分布データを基にフーリエ解析することも可能である．これにより角膜形状を球面成分，正乱視成分，非対称成分（asymmetry），高次不正乱視成分（higher order irregularity）の4成分に振り分けており，それぞれをカラーマップと定量化した数値で表示することで，視覚的かつ客観的に正乱視および不正乱視を評価することが可能となっている．

おわりに

不正乱視という表現がなかった時代も過去にはあるが，収差解析やフーリエ解析が可能な装置が開発されたことにより不正乱視という言葉が身近になり，ますます重要なものとなってきた．当然ではあるが眼球における屈折で最も大切な要素が球面度数や円柱度数であることは変わりないが，

屈折矯正手術の進歩や多焦点 IOL の多様化などにより，術前での高次収差（不正乱視）の検出が必須となってきた．また，我々が日常行っている視力検査（自覚的屈折検査）においても今までのように眼光学としての屈折を点や線だけで考えるのではなく，波面のように多様な形状をした面として捉えながら検査を行うことも重要であると考える．

文　献

1) 久保田　広：光学．岩波書店，pp. 277-309, 2012（復刊）．
2) 不二門　尚：眼科学と波面光学．あたらしい眼科，**24**(11)：1413-1418, 2007.
3) 不二門　尚：角膜トポグラファーと波面センサー（前田直之，大鹿哲郎，不二門　尚編）．メジカルビュー社，pp. 98-99, 2002.
   Summary　角膜形状や波面収差などについて写真や図が多く使用され，非常にわかりやすく解説されており日常診療でも役に立つ1冊．
4) 平井宏明：眼光学の基礎（西信元嗣編）．金原出版，pp. 35-39, 1990.
   Summary　基礎と題されているが，眼光学として深いところまで解説されている．眼光学を学ぶには最初に読むと理解が深まる書籍．
5) 加藤欣也：レンズ光学の基礎3　光学系の収差．視覚の科学，**36**(3)：40-44, 2015.
6) 大沼一彦：不正乱視の基礎と臨床研究(1)ザイデル収差とゼルニケ多項式の関係．視覚の科学，**28**(1)：6-14, 2007.
   Summary　我々に馴染みのあるザイデル収差を用いてゼルニケ多項式がわかりやすく解説されている．ゼルニケ多項式を理解するためにはおすすめの書である．
7) 三橋俊文：波面収差解析を知る．前眼部画像診断 A to Z（前田直之，大鹿哲郎，不二門　尚編）．メジカルビュー社，pp. 251-254, 2016.
   Summary　角膜トポグラファーと波面センサーの次版となる書籍．新しい検査機器の解説や波面収差など，さらに詳しくわかりやすく解説されている．
8) Liang J, Grimm B, Goelz S, et al : Objective measurement of wave aberrations of the human eye with the use of a Hartmann-Shack wave-front sensor. J Opt Soc Am A, **11**(7)1949-1957, 1994.

MB OCULI. No. 135：28−35, 2024

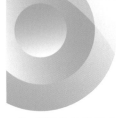

特集／押さえておきたい乱視・収差の診かた―診断のポイントと対処法―

波面センサーを活用した眼内レンズ選択

OCULISTA

二宮欣彦*

Key Words： 球面収差(spherical aberration)，非球面眼内レンズ(aspheric intraocular lens(IOL))，トーリック眼内レンズ(toric intraocular lens(IOL))，空間周波数特性(modulation transfer function：MTF)，点像強度分布(point spread function：PSF)

Abstract： 波面センサーは眼球収差をHartmann-Shackセンサー，角膜前面形状をビデオケラトスコープでそれぞれ計測しゼルニケ多項式で解析することで，角膜前面，中間透光体，眼球の各々の収差を評価することを可能にしている．このため白内障手術の術前には，角膜の乱視，球面収差・コマ収差などの不正乱視(高次収差)の，また術後には加えて惹起乱視，トーリック眼内レンズ(IOL)のアライメントの評価などに有用である．またIOLセレクションマップなど使い勝手のよいアプリケーションも有する一方，MTF(modulation transfer function，空間周波数特性)，PSF(point spread function，点像強度分布)，Strehl比など眼球の光学的伝達特性を提示し，詳しい収差の評価が定量・定性的に可能である．

はじめに

波面(wavefront)とは，光を光線として捉える「幾何光学」と，波として捉えて振幅や位相といった要素で表す「波動光学」の双方を併せた概念である．そして波面収差解析とは，波面が特定の光学系を進むのに際し，光学系の収差の影響を受けて進んだり遅れたりするのを面の位相として捉えて評価するものである．

波面センサーを代表する機種であるKR-1W(トプコン)はHartmann-Shackセンサーであり，ビデオケラトスコープを搭載していることで同時に角膜形状を計測し角膜の高次収差を計算することができる．ここで角膜の高次収差をHartmann-Shackセンサーと同様にゼルニケ多項式で解析することができるため，ゼルニケ多項式の各係数について，①角膜，②眼球の各々において評価する

ことができる．眼の屈折系を考えると，眼のレンズは①角膜および③中間透光体(水晶体や眼内レンズ(intraocular lens：IOL))の2成分から成り立つが，②眼球の収差から①角膜の収差を引くと，この③中間透光体の収差を概算できることから，波面センサーではこうした眼球の成分に分けて乱視・収差を評価することができるのが最大の利点である．

なお正確には測定原理上，①角膜は角膜前面，③中間透光体は角膜後面の影響も含む収差，というべきである．また，①角膜前面のマイヤーリング(mire ring)像は涙液表面の反射であるため，特に異常値が出た際にドライアイなどの疾患の除外にも注意が必要である．

本稿ではIOLの選択において，波面センサーをどのように用いればよいかについて症例提示も交えて概説する．

---

* Yoshihiko NINOMIYA，〒530-0021　大阪市北区浮田2-2-3　行岡病院，副院長・眼科主任部長

加齢と乱視・高次収差

加齢により角膜乱視と水晶体の高次収差は変化する．

1．角膜乱視の加齢変化

本邦の白内障手術の臨床を代表する"academic surgeon"（「考える外科医」）の林眼科病院 林 研先生と筑波大学 大鹿哲郎先生の，白内障手術に関する乱視研究は非常に勉強になるので，僭越ながら以下に一部を紹介したい．

まず林先生は，角膜乱視は白内障手術の有無にかかわらず，加齢により10年ごとに0.2〜0.4 Dの倒乱視化が起こることを示した[1]．さらに，術後屈折が安定して（ベースライン）から7年後の屈折の経時変化のより詳しい研究で，球面度数および斜乱視は変わらないものの倒乱視化が起こること，一方，手術を受けていない対照群では遠視化と倒乱視化が起こることを示した[2]．またトーリックIOLを用いた症例で，術前に直乱視であった眼では角膜直乱視は長期に変わらないのに対し，術前倒乱視であった眼では術後も倒乱視は進むことを示した[3]．大鹿先生らは同様に，トーリックIOLで矯正した症例において術後1か月と術後5,8年経過した場合を比較して，倒乱視では裸眼視力が有意に悪化したことを示した[4]．一方，直・斜乱視では8年間の経過観察でトーリックIOLの矯正効果は維持された．これらの研究よりトーリックIOLを用いた乱視矯正において，倒乱視では過矯正気味に矯正するべきと結論づけられる．

2．高次収差の加齢による変化

50歳を超えると加齢により眼球の高次収差は増加するが，これは水晶体の高次収差の増加によることが知られている[5]．高次収差の加齢による変化のうち，IOLのデザインで最初に注目されたのは球面収差である．

もともと角膜は正の球面収差を持っているのに対し，若年者では水晶体が負の球面収差を持っているため角膜の球面収差を打ち消し，眼球全体としての球面収差は少ない．しかし，加齢に伴い水晶体の球面収差は負から正に転じて増加するため，高齢者の眼においては角膜の球面収差を代償する水晶体の機能は消失し，眼球の球面収差は全体として正の値に増加することになる[6]．このため，それまでの正の球面収差を持つ球面レンズのデザインにかわって，負の球面収差を持つ非球面レンズのIOLが登場し，眼球全体として球面収差を補正することで，網膜像のコントラストやコントラスト感度（functional acuity contrast testing）・薄暮視などの視機能の改善に寄与することが示された[7][8]．

さてこの非球面IOLだが，標準的な角膜が持つ球面収差に対して術後の球面収差を最適化するようデザインされている．しかし，角膜球面収差には個体差があり[9]，そこで症例ごとに術前に角膜球面収差を測定し，最適な球面収差を持つIOLを選択することで，術後のより良い視機能，特にコントラスト感度が得られるようにデザインする[10]ことが最適と考えられるが，現実的には主観的な視機能に関しては天井効果（ceiling effect）の問題があり，患者満足度でみると非球面IOL群と球面IOL群の間で一貫した有意差はないことが，ランダム化比較試験（randomized controlled trial：RCT）の43文献のメタ解析から示された[11]．また，現在多くのIOLは非球面デザインである．以上のことから，IOL選択における収差の考慮については，良好な裸眼視力を術後に得るためには球面収差よりも，低次の収差（球面誤差や乱視）を矯正するのに適したIOL，すなわち球面度数に加え，角膜正乱視を矯正する円柱度数を持つトーリックIOLを正しく選択することのほうが，視機能におけるインパクトは大きいと言える．

手術適応にとっての高次収差

一方，高次収差による視機能異常とその自覚が白内障手術適応となることがある．波面センサーによる術前検査で水晶体の球面収差を精査すると，白内障の種類により球面収差の正負が異なる

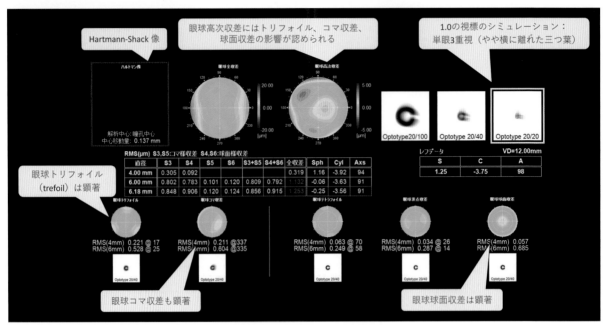

図 1. 単眼 3 重視（波面センサー：ゼルニケベクトルマップ）
上段は左から，Hartmann-Shack 像（赤枠），その解析から得られた波面収差の情報を右に順に，
眼球全収差，眼球高次収差に分けてカラーマップに示し，その右にはランドルト環シミュレーション
を示している．一番右（黄色枠）が 1.0 の視標のシミュレーションで単眼 3 重視となっている．
下段はゼルニケ多項式の各項に分けてマップに示したもの．左端は眼球トリフォイル（trefoil），
右端は眼球球面収差．この症例は眼球コマ収差（左から 2 番目）の影響もあり，ランドルト環シミュ
レーションはきれいな三つ葉ではなく左右のランドルト環像の離れ方が上下方向より強くなっている．

傾向があることがわかっている[12]．また trefoil と
球面収差の相互作用で単眼 3 重視[13]（図 1），se-
condary astigmatism で単眼 2 重視[14]といった見
え方の異常が引き起こされることがわかってい
る．波面センサーを用いてこうした高次収差を測
定し，求められた高次収差の値から（「波面セン
サーの用語」2．PSF で後述するように）ランド
ルト環シミュレーションをすることで，患者に説
明することが可能である．白内障による視機能低
下は一般に水晶体の混濁による散乱を起こし，そ
れを細隙灯顕微鏡で確認することが手術適応の判
断であったが，波面センサーにより初期の白内障
による視機能低下や患者の主訴の原因を解明し，
白内障手術適応の判断やインフォームド・コンセ
ントに活用できる実例である．

　ただし注意すべきは，視機能低下と収差の大き
さとは一義的なものではないことである．これは
収差間の相互作用もあるからである．しかしどれ
くらいの高次収差が視機能低下を起こすかは，理
論的に以下のように推計することができる．一般

に視機能を起こす最小限の defocus を近視（球面
値 S）で考えると，−0.5D（diopter，ディオプト
リ）である．球面値 S に相当するゼルニケ係数は
C_2^0 であり，$S = -4\sqrt{3}\,C_2^0/R^2$ の関係が成り立つこと
から，この $S = -0.5$ と，$R = 2\,mm$（4 mm の瞳孔
径）をこの式に代入すると，視機能を起こす最小
限の収差値の例として $0.29\,\mu m$ が得られる．すな
わちこの値が，高次収差のみで視機能を低下させ
る平均高次収差量と大まかに言うことができ
る[15]．波面センサーにより定性的・定量的に高次
収差を評価することができ，またランドルト環シ
ミュレーションなど，わかりやすいかたちで表示
することから，白内障術前の収差評価・手術適応
の選択に役立つと言える．

角膜収差と IOL 選択

1．IOL セレクションマップ

　前田直之先生（現在，大阪大学，湖崎眼科）が開
発されたアプリケーションである[16]．波面セン
サーで得られたマイヤー像（mire image）から角

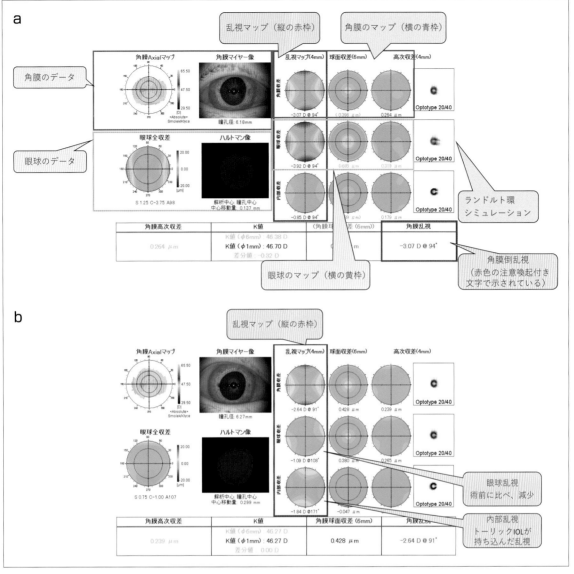

図 2. IOLセレクションマップ（図1と同一眼）

a：術前．上段・中段の左側に角膜，眼球のデータ，その右側に各マップ（乱視，球面収差，高次
収差），最下段にはIOLの選択の際に大切な各定量データが異常値の場合，赤色の注意喚起付き
文字で示されている．角膜倒乱視が強く眼球収差に影響していることがわかる（赤枠で示した）．
視力はRV＝0.15p（0.7p×S＋0.50 D＝C－2.50 D Ax 90°）

b：術後．トーリックIOL（クラレオン CNW0T6 22.0 D，アルコン）が挿入された術3か月後．
（赤枠で示した）乱視マップを見ると最上段の角膜乱視は，最下段の内部収差（ほぼトーリックIOL
の持ち込んだ乱視と言ってよい）でよく矯正され，眼球の乱視は－1.09 D Ax 108°と減少している．
視力はRV＝1.0（1.2×S＋0.75 D＝C－0.75 D Ax 100°）

膜形状解析を行い，①角膜不正乱視の有無，②特
殊なIOL度数計算の必要性の有無，③角膜球面収
差の評価，④角膜正乱視の評価を段階的に評価す
る（図2-a）．角膜不正乱視の有無，トーリック
IOLの適応判断など，IOL選択のスクリーニング
に適したアプリケーションである．また術後に行

うことで，特にトーリックIOLにおいては角膜乱
視がどのように矯正されているかをマップにより
定性的に，また定量的にも吟味することができ
る．トーリックIOLの乱視軸が術後の角膜乱視軸
に対して理想的に固定されているかをアライメン
トと言うが，この症例では角膜乱視91°に対し内

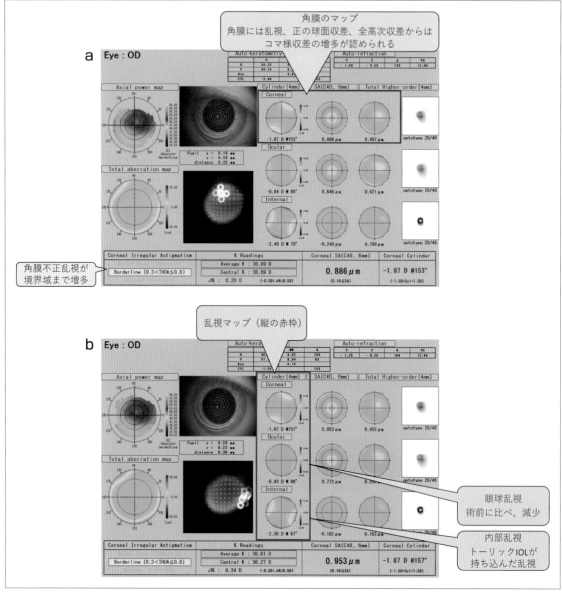

図 3. 偏心照射 LASIK 眼の IOL セレクションマップ（波面センサー：KR-9000PW）

a：術前．角膜には乱視，正の球面収差，全高次収差からはコマ様収差の増多が認められる（赤枠で示した）．最下段左には角膜不正乱視が境界域（borderline）まで増多していることが黄色の警告色で示されている．

b：術後．トーリック IOL（アクリソフ SN6AT4 17.0 D，アルコン）が挿入された術 3 か月後．（赤枠で示した）乱視マップを見ると最上段の角膜乱視は，最下段の内部収差（トーリック IOL の持ち込んだ乱視）でよく矯正され，眼球の乱視は−0.43 D Ax 66° と減少している．角膜球面収差，全高次収差には手術による変わりはない．

部乱視 171° となっていて，直交（理想的なアライメント）はしていない（図 2-b）．

現在は他機種（例えば CASIA®2（トーメー）など）で，角膜形状解析の結果が搭載された度数計算式とリンクされていたり，トーリック IOL のスタイル決定から術中の位置決めをサポートする機能などにさらにリンクされていたり，術後には

トーリック IOL 上の軸マークを読み取ることができるなどの機能が付いているため，波面センサー IOL セレクションマップ自体の汎用性は相対的には低くなっている．

2．角膜高次収差と IOL 選択の応用

IOL 眼において，角膜のコマ様高次収差は偽調節にプラスに働いていることを大鹿哲郎先生らは

示した[17]．波面センサーの初代 KR-9000PW（トプコン）で解析した古い症例ではあるが，具体的な自験例を以下に示す．症例は 43 歳男性，LASIK（laser-assisted in situ keratomileusis）の既往眼に合併した右眼の白内障で，術前視力は 0.06（0.3×S−2.5 D＝C−1.0 D Ax 160°）で，多焦点 IOL を希望していた．LASIK は角膜の球面収差を増加させることが知られているが，偏心照射があると非対称性のコマ収差が増加する．図 3-a のように，角膜乱視とコマ収差を認め，この症例の場合は乱視矯正をすることで裸眼視力を改善し，多焦点性については角膜のコマ収差がプラスに働くことを期待して，単焦点トーリック IOL を選択した．術後，トーリック IOL の固定軸は角膜乱視 157°に対し内部乱視 67°と，直交した理想的なアライメントとなり，角膜乱視はトーリック IOL で矯正されている（図 3-b）．術後 3 か月の視力は遠見 1.5（矯正不能），70 cm 中間視力 0.8（矯正不能），50 cm 近見視力 1.2（矯正不能），40 cm 近見視力 1.0（改善×S＋1.00 D），30 cm 近見視力 0.5（1.0p×S＋1.75 D），と良好な遠見，中間，近見視力を得ることができた．

波面収差解析が IOL 選択において役に立った例である．

波面センサーの用語

視機能の評価と一言で言っても，視機能とは眼球のレンズとしての因子（屈折異常を含む収差，回折，散乱），網膜における結像特性，さらに神経生理学的情報伝達や中枢神経の認識に関する特性などが絡む複雑なものである．波面センサーは眼球の波面収差解析を行うことで，このうち光学系の伝達特性を示すことができる（ただし厳密には，いわゆる回折 IOL の回折，散乱，網膜における結像特性は表せない）．波面センサーに関する，光学系の伝達特性を示す用語に以下のものがある．

1．MTF

これまで述べたように，収差は眼球光学系というレンズの性能をごく断片的に数値にしたもの

で，大小の比較はしやすいが，収差図だけを見ても視力や見え方にどれだけ影響があるのかイメージするのは難しい．MTF（modulation transfer function，空間周波数特性）とは，各収差をひっくるめて「眼球光学系のレンズとしての性能は 100 点満点中の何点か？」を表現する指標であり，空間周波数ごとのコントラスト感度を示したものである．レンズ光学では変調伝達関数と訳されている．横軸に空間周波数を，通常，水平および鉛直方向の 2 方向について表し，グラフの曲線が右上に行くほど性能が良く，左下に行くほど性能が悪い（図 4）．MTF の数値は「0.00〜1.00」（または「0〜100%」のような形式）で表現される．

2．PSF

波面収差解析の結果から，点像強度分布（point spread function：PSF）を計算することができる．PSF はその光学系がどのように焦点を結ぶことができるか，わかりやすく言えば最小錯乱円の形状を再現しているようなイメージである（図 4）．PSF と視標とを畳み込み積分（コンボリューション積分）することで，その視標がどのように被験者網膜面に投影されるかを他覚的に示したものがランドルト環シミュレーションで，波面センサーでは低次の収差を除いた，つまり眼鏡で完全矯正した高次収差の見え方をシミュレーションしている（図 1，4）．PSF は全経線方向の MTF 情報を有するため，例えば鉛直および水平方向の 2 方向の PSF をフーリエ変換して実部を取り出したのが先述の MTF である．

3．Strehl 比

良好な光学系では PSF は鋭く立ち上がりピークが高いが，収差が大きくなると PSF は幅が広がり，ピークが低下する．これを数値としてわかりやすく評価したものが Strehl 比である．

Strehl 比は，収差を含んだ被験光学系の PSF のピーク値を，収差がない場合の PSF のピーク値で割ることで計算され，1 以下の数値として表される．良好な光学伝達特性の目安は Strehl 比≧0.8 である[18]．

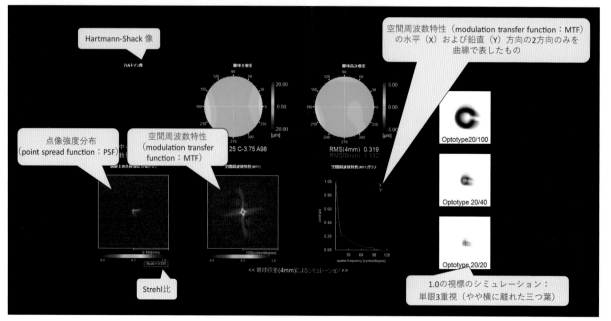

図 4. PSF/MTF マップ（図 1，2 と同一眼（術前））

全眼球の波面収差解析の結果から，点像強度分布（point spread function：PSF）を計算できる．PSF はその光学系がどのように焦点を結ぶことができるか，最小錯乱円の形状を再現しているようなイメージである．その PSF をフーリエ変換して実部を取り出したのが空間周波数特性（modulation transfer function：MTF）であり，グラフは MTF の水平（X）および鉛直（Y）方向の 2 方向のみを曲線で表したものである．MTF は空間周波数ごとのコントラスト感度を示したもので，グラフの曲線が右上に行くほど性能が良く，左下に行くほど性能が悪い．PSF の図の下には Strehl 比が 0.05 と示されている（赤枠で示した）．Strehl 比は 1 以下の数値として表され，良好な光学伝達特性の目安は Strehl 比 ≧0.8 である．

おわりに

波面センサーは角膜前面，中間透光体，眼球の収差を評価することができ，白内障手術の術前には，角膜の乱視，高次収差の評価ができ，特に IOL セレクションマップは有用である．このアプリケーションは術後にはトーリック IOL のアライメントの評価に有用である．本稿では最後に，波面センサー特有の光学的伝達特性を表す用語について解説した．

角膜形状の確認だけだと前眼部 OCT など角膜形状解析の専門機種に軍配が上がる．しかし眼球収差，角膜・IOL などの中間透光体の眼球屈折系の成分に分けて，収差を定性・定量的に診断できる強みが波面センサーにはあることを最後に強調しておきたい．

文　献

1) Hayashi K, Ogawa S, Manabe S, et al：Influence of Patient Age at Surgery on Long-Term Corneal Astigmatic Change Subsequent to Cataract Surgery. Am J Ophthalmol, **160**：171-178, 2015.
   Summary 乱視の加齢変化の研究の基礎となり，その後多くの論文に引用された論文．

2) Hayashi K, Yoshida M, Manabe S, et al：Long-term changes in manifest refraction subsequent to cataract surgery. J Cataract Refract Surg, **48**：322-327, 2022.

3) Hayashi K, Yoshida M, Manabe S, et al：Long-term changes in the refractive effect of a toric intraocular lens on astigmatism correction. Graefe's Archive for Clinical and Experimental Ophthalmology, **260**：509-519, 2022.

4) Oshika T, Nakano S, Fujita Y, et al：Long-term outcomes of cataract surgery with toric intraocular lens implantation by the type of preoperative astigmatism. Sci Rep, **12**：8457, 2022.

5) Fujikado T, Kuroda T, Ninomiya S, et al：Age-related changes in ocular and corneal aberra-

tions. Am J Ophthalmol, **138**：143-146, 2004.

6）Artal P, Berrio E, Guirao A：Contribution of the cornea and internal surfaces to the change of ocular aberrations with age. J Opt Soc Am A, **19**：137-143, 2002.

7）Mester U, Dillinger P, Anterist N：Impact of a modified optic design on visual function：clinical comparative study. J Cataract Refract Surg, **29**：652-660, 2003.

8）Kershner RM：Retinal image contrast and functional visual performance with aspheric, silicone, and acrylic intraocular lenses：Prospective evaluation. J Cataract Refract Surg, **29**：1684-1694, 2003.

9）Beiko GH, Haigis W, Steinmueller A：Distribution of corneal spherical aberration in a comprehensive ophthalmology practice and whether keratometry can predict aberration values. J Cataract Refract Surg, **33**：848-858, 2007.

10）Beiko GH：Personalized correction of spherical aberration in cataract surgery. J Cataract Refract Surg, **33**：1455-1460, 2007.

11）Schuster AK, Tesarz J, Vossmerbaeumer U：The impact on vision of aspheric to spherical monofocal intraocular lenses in cataract surgery：a systematic review with meta-analysis. Ophthalmology, **120**：2166-2175, 2013.

12）Kuroda T, Fujikado T, Maeda N, et al：Wavefront analysis in eyes with nuclear or cortical cataract. Am J Ophthalmol, **134**：1-9, 2002.

13）Fujikado T, Kuroda T, Maeda N, et al：Wavefront analysis of an eye with monocular triplopia and nuclear cataract. Am J Ophthalmol, **137**：361-363, 2004.

14）Fujikado T, Shimojyo H, Hosohata J, et al：Wavefront analysis of eye with monocular diplopia and cortical cataract. Am J Ophthalmol, **141**：1138-1140, 2006.

15）不二門　尚：波面光学と幾何光学．角膜トポグラファーと波面センサー（前田直之，大鹿哲郎，不二門　尚編）．メジカルビュー社，pp.96-103, 2002.
　　Summary　波面センサーの開発に深く携わった前田直之，大鹿哲郎，不二門　尚各先生が編集された波面センサーの解説本．この論文内でも同書からの複数の論文を引用している．

16）前田直之：角膜形状からみた眼内レンズ選択．眼科手術，**21**：309-315，2008.
　　Summary　波面センサーからみた眼内レンズ選択の基礎が述べられた論文．

17）Oshika T, Mimura T, Tanaka S, et al：Apparent accommodation and corneal wavefront aberration in pseudophakic eyes. Invest Ophthalmol Vis Sci, **43**：2882-2886, 2002.

18）野田　徹，小林克彦：MTF, PSF. 角膜トポグラファーと波面センサー（前田直之，大鹿哲郎，不二門　尚編）．メジカルビュー社，pp.200-210, 2002.

MB OCULI. No. 135 : 36 – 43, 2024

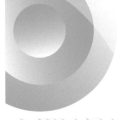

特集／押さえておきたい乱視・収差の診かた─診断のポイントと対処法─

コンタクトレンズによる乱視矯正

土至田　宏*

Key Words : 乱視(astigmatism)，トーリックソフトコンタクトレンズ(toric soft contact lens)，遠近両用トーリックソフトコンタクトレンズ(bifocal toric soft contact lens)，不正乱視(irregular astigmatism)，光干渉断層撮影装置(optical coherence tomography : OCT)

Abstract：乱視矯正を目的とするコンタクトレンズ(CL)は，ハード CL(HCL)のみならず乱視矯正用ソフト CL(SCL)を含め進化し続けており，選択肢も増加の一途を辿っている．近年，従来の CL 選択のためのフローチャートを書き換えるほどに画期的な，遠近両用トーリック SCL と不正乱視対応特殊デザイン SCL が登場した．前者は急増するトーリック SCL 装用者の老視対策の，後者は CL 不耐症や CL discomfort などの理由で HCL 装用が難しかった患者への，大きな切り札となりうるものである．一方，不正乱視眼への HCL 処方に際しては，従来は複数回の trial & error を繰り返してきたが，近年，前眼部光干渉断層撮影装置搭載のトライアルレンズの第一候補算出プログラムの精度が向上し，その決定版が登場した．これらを駆使すれば，近年の乱視眼への QOV 向上のニーズに対する守備範囲の大幅拡大が期待できる．

はじめに

　Monthly Book OCULISTA では，乱視にフォーカスを当てた特集号が過去10年間に2度組まれている．古くは 2015 年 8 月号(No. 29)の「乱視の診療 update」が，最近では 2021 年 2 月号(No. 95)「確かめよう！乱視の基礎　見直そう！乱視の診療」が該当し，両者ともにコンタクトレンズ(CL)による乱視矯正について解説されている．前者では，小生による拙稿ではあるが，多種多様な乱視に対応した CL の概論的内容を述べさせていただいた[1]．後者では，東原尚代先生から乱視眼への CL 処方における，より実践的な内容が充実した玉稿が寄せられている[2]．

　これら 2 冊をもってすれば，CL による乱視矯正については，ほぼすべてが網羅されると思われるため，CL による乱視矯正に関して 3 度目となる本号では，何を，どう紹介できるかが悩みどころであった．結局，悩み抜いた末に出した答えは，2 度の乱視特集以降に進化した部分を中心に解説することであった．わずか数年における CL の進化など，たかが知れているのではないかと侮ることなかれ．その間にはエポックメイキングと言っても過言ではない，複数の新しいタイプのレンズやシステムが登場しているのである．これら新しい部分のみの解説をしても，それぞれの立ち位置が掴めない可能性があるため，本稿ではちょうどその境界となった令和への改元以前から続くスタンダードと，令和のニューアイテムとに分けて解説することとし，本誌既報[1][2]が未読であっても，とりあえず CL による乱視矯正の流れを理解していただけるような構成で綴ることとした．

* Hiroshi TOSHIDA，〒410-2295　伊豆の国市長岡 1129　順天堂大学医学部附属静岡病院眼科，先任准教授

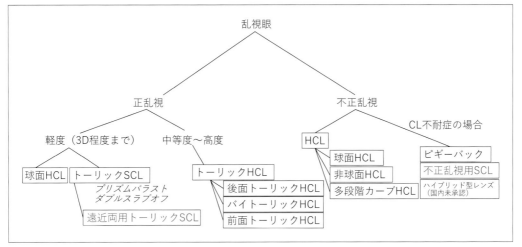

図 1. 乱視眼に対する CL 選択のフローチャート
乱視は正乱視と不正乱視とに分かれ，さらに乱視の程度や装用状況などによって
選択されるレンズが分かれる．近年登場したレンズを赤字で示す．これらによって
新たな選択肢が生まれた．

令和以前から続くスタンダート

前置きが長くなったが，筆者が乱視眼に対する CL 選択の際に実践してきたフローチャートを図 1 に示す．稀にチャートから逸脱する症例も存在するが，大方このチャートに則っている．図 1 のなかで，令和以降にラインナップに加わったレンズを赤字で追記させていただいた．ここでは令和以前からの CL による乱視矯正の基本についてまとめたが，これらは現在も活用可能な内容で，レンズの個別の詳細は既報[1]で解説済みである．本稿ではその概要をさらにコンパクトにまとめる．

1．正乱視か不正乱視かの鑑別

円柱レンズで矯正が可能な正乱視と，それで矯正しきれない不正乱視とに大別される．その鑑別診断には角膜形状解析装置が有用である．

1）正乱視の場合

a）3 D まで

3 D 程度までの軽度乱視であれば，ハード CL（HCL）なら球面 HCL，ソフト CL（SCL）ならばトーリック SCL の適応となる．水晶体に起因する倒乱視の場合は，HCL では水晶体乱視の矯正が行えないため，トーリック SCL が良い適応となる．ただし，矯正したい円柱軸のものが用意されていない銘柄もある点や，トーリック SCL の乱視矯正

度数にも限りがある点，遠視用を用意されている銘柄が少ない点なども考慮しておく必要がある．

まもなく令和を迎えようという平成最後の 2018（平成 30）年末，遠近両用トーリック SCL が国内初登場した．高齢化社会が急速に進む現在において必須アイテムになりつつあるこのレンズについては後述する．

1 D 程度の軽度の乱視の場合，あまり積極的には推奨されてはいないが，他の銘柄よりも厚みのある SCL（非トーリック）によってある程度乱視が矯正されることがある．

b）3 D 以上

3 D であればトーリック HCL の適応となるが，角膜乱視の場合は長主経線と短主経線の差を考慮して，トーリック HCL 側のその差（トリシティ）を設定する．筆者はまず後面トーリックをトライアルし，それで矯正が足りなければバイトーリックを選択している．前面トーリック HCL は理論的には水晶体乱視の適応になるが，筆者はまだ 1 例も処方経験がない．

2）不正乱視の場合

主流は HCL で，球面 HCL，非球面 HCL[3]，多段階カーブ HCL があり，筆者はレンズの種類選択の際には不正乱視の程度が低い場合，球面 HCL で可となる場合が多いが，円錐角膜や外傷後，角

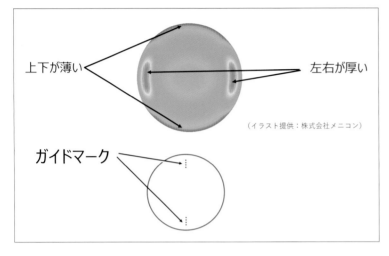

上下が薄い

左右が厚い

（イラスト提供：株式会社メニコン）

ガイドマーク

図 2.
2 WEEK メニコン　プレミオ
遠近両用トーリックの構造

膜移植術後などの不正乱視で装用不安定の場合
は，サイズ拡大や非球面 HCL への変更を行って
いる．円錐角膜でさらに不安定な場合や曲率半径
が非常に小さい場合は，多段階カーブ HCL の適
応と考えている．

症例や疾患別の処方の手順やコツを示す良書や
文献はこれまでも多数存在するので，そちらを参
照されたい．ただし，角膜乱視眼へのレンズ処方
に際しては，角膜径 3 mm のみの計測値であるケ
ラトメーター値が参考にならないため，従来は
フィットするベースカーブのレンズを探し出すの
に複数回の trial & error を繰り返してきたが，近
年は角膜形状解析装置での計測値からトライアル
レンズの第一候補を示すプログラムが普及しつつ
ある．これについては新規事項として後半の最後
で触れる．

2020（令和2）年，HCL 一択だった不正乱視矯正
用 CL に SCL が加わった[4]〜[7]．これについても後
述する．

令和のニューアイテムたち

1．遠近両用トーリック SCL

軽度の正乱視眼に対しては，上述の如くトー
リック SCL の適応となる．しかし，いつの日か迎
える老視は，誰もが決して無視できない存在に
なってくる．令和以前は，単焦点トーリック SCL
の球面度数の低矯正処方，現在使用しているトー
リック SCL 装用と近用眼鏡の併用，優位眼への
トーリックレンズと非優位眼への遠近両用 SCL

を装用するモディファイド・モノビジョン法での
処方などが実践されてきた[8]．これらは，表現法
は悪いが苦肉の策または妥協の産物であり，その
成功率は患者眼の適性や患者自身のニーズ，性
格，調節力低下の進行の度合いなどに左右されて
きた．いずれも長年の臨床家による地道な努力の
末に編み出した方法であると同時に，そこに伴う
苦労は，医療者，患者ともに決して無視できない
レベルのものである．特に長年同一患者を担当し
てきた眼科医にとって，その患者らが老視を迎え
た際の，トーリック SCL にも遠近両用ができたら
良いのに，という願いを超えた希望とも言うべき
内なる声を胸に抑え込みつつ，対応策を探るもど
かしさは筆舌に尽くしがたいものがあった．中に
は残念ながら SCL 装用を諦め，眼鏡へ移行してし
まったケースも多々みられた．

そんななか，令和をまもなく迎えようとする
2018（平成30）年12月，遂に夢にまで見た遠近両
用トーリック SCL が我が国で初めて発売され
た[7]〜[10]．正乱視眼の SCL 装用者の老視への対処法
として，本命の登場である．本稿執筆時点である
2024（令和6）年1月現在，未だに「2 WEEK メニコ
ン　プレミオ遠近両用トーリック（メニコン）」は，
我が国唯一の遠近両用トーリック SCL である．レ
ンズ構造の模式図を図2に，レンズデザイン構成
を表1に，スペックを表2に示す．素材は高酸素
透過性のシリコーンハイドロゲルである．レンズ
の光学部の構造としては，レンズ前面には老視矯
正のためのプログレッシブ・コンセントリックデ

表 1. 2 WEEK メニコン　プレミオ遠近両用
トーリックのデザイン構成

	老視矯正	乱視矯正
光学部デザイン	プログレッシブ	トーリック
	コンセントリック	
	レンズ前面	レンズ後面

表 2. 2 WEEK メニコン　プレミオ遠近両用
トーリックのスペック

ベースカーブ	8.60 mm
球面度数	0.00〜−10.00 D
加入度数	+1.00 D
円柱度数	−0.75 D, −1.25 D
円柱軸度	180°, 90°
直径	14.2 mm

ザインが配置され, レンズ後面には乱視矯正のた
めのトーリック面および回転防止機構としてのダ
ブルスラブオフデザインが採用されている. 乱視
軸のガイドマークは上下に点線で示されている
(図 2, 3). 球面度数は 0.00〜−10.00 D までが用
意されているが, +レンズは未発売である. ベー
スカーブは 8.60 mm の 1 カーブのみで, 円柱度数
は−0.75 D と−1.25 D の 2 種類のみ, 円柱軸度
は 180° と 90° の 2 種類のみで, 加入度数は 1 D し
かないなど, まだ制約が多いのが難点である. 今
後は遠視眼用の+レンズ, ベースカーブや加入度
数, 円柱度数の追加など, さらなるラインナップ
の拡大を期待したい. このレンズの登場により,

筆者が通常行っている, 遠近両用 CL 装用者の老
視対策を考慮した CL 選択のフローチャートにも
改変が生じた(図 4).

　正乱視で老視世代に該当する筆者は, 2019(令和
元)年に同レンズを自ら装用したが, 当初は遠近
ともに良好な視機能が得られた[10]ものの, それか
ら数年経過した現在, 乱視矯正は良好ながらも加
入度数不足に悩まされるようになったため, ライ
ンナップ充実への期待の声が高まっているのを肌
で感じるのみならず, 私自身の眼でもその必要性
を感じている.

　その他, 1 日使い捨てタイプでの遠近両用トー
リック SCL での展開も期待したい.

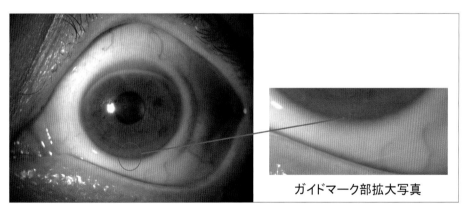

ガイドマーク部拡大写真

図 3. 2 WEEK メニコン　プレミオ遠近両用トーリック装用状態
正乱視を伴う近視性乱視である筆者左眼の装用状態

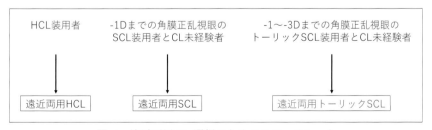

図 4. 遠近両用 CL 選択のためのフローチャート
遠近両用トーリック SCL の登場により, フローチャートを更新した.
新しいレンズを赤字で示す.

表 3. ユーソフトのスペック

ベースカーブ	7.80〜8.40 mm（0.20 steps）
直径	14.50 mm
球面度数	＋30.00〜−30.00 D（0.25 steps）
円柱度数	−0.25〜−6.00 D（0.25 steps）
軸	5〜180°（5 steps）
レンズ中央厚	0.4 mm
FDA 分類	Group Ⅱ
含水率	80%
Dk 値	$44×10^{-11}$（cm^2/sec）[m/O_2/（m/×mmHg）]

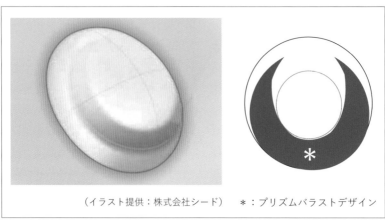

（イラスト提供：株式会社シード） ＊：プリズムバラストデザイン

図 5. ユーソフトの構造
プリズムバラスト構造を持ち，レンズの＊印部分が厚い．

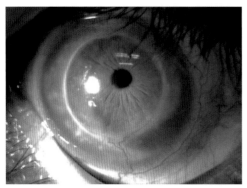

図 6. 全層角膜移植後の不正乱視眼に対する
ユーソフト装用眼
文献 4 で提示したユーソフト処方時 58 歳の
全層角膜移植術後例

2．不正乱視対応特殊デザイン SCL

　円錐角膜やペルーシド角膜変性，角膜移植後，角膜外傷後などの角膜不正乱視眼への乱視矯正に対しては，HCL が第一選択である[11]．しかし，CL 装用時のフィッティング不良，CL 不耐症[12]や CL discomfort などの理由で HCL の装用が不可能な症例も存在する．従来はこうした症例には SCL の上に HCL を装用するピギーバックシステム[13]での処方で対処されてきたが，その他にレンズ光学部が HCL で周辺部が SCL で構成されたハイブリッド CL[14]~[17]も存在する．かつて日本でもプロトタイプが存在したが，残念ながら市販に至らなかった．

　2020（令和 2）年 6 月，こうした症例にとっての福音とも言えるであろう不正乱視対応特殊デザイン SCL「ユーソフト（シード）」が登場した．これはハイブリッド CL ではないものの，レンズ中央厚が 0.4 mm と通常の SCL と比べ数倍あり，光学部における不正乱視矯正効果が HCL に匹敵する画期的なレンズである．素材はトーメーコンタクトレンズ開発のハイドロゲルである．「ユーソフト」のスペックを表 3 に示す．他のトーリックレンズと同様に，レンズの回転を防止する目的でプリズムバラスト構造[18]が採用されている（図 5）．

　適応は，円錐角膜や角膜移植後（図 6）などの角膜不正乱視眼であるが，個人的にはあくまでも HCL 不適例とピギーバックシステム導入例に

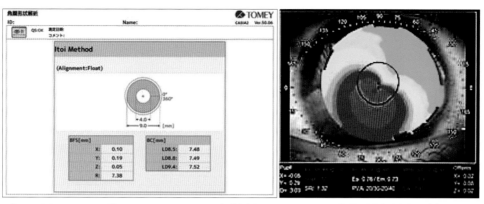

a|b 　図 7. CASIA® 2 の Itoi Method の画面(a)と TMS-4 による角膜形状解析結果(b)

限っている．その理由は，以下に示すデメリットがあるからである．①従来型であるためレンズケアを要する点，②Dk 値が低いハイドロゲル素材のため長期装用による角膜内皮細胞への影響など，低酸素状態への懸念がある点，③高額である点，④着脱の際にレンズが滑りやすい点などが挙げられる．

　ユーソフトの実践例については既報[4)~7)19)]を参照されたい．

3．角膜形状解析装置搭載 CL 処方プログラム

　CL 自動処方システムは，角膜形状や乱視の程度に応じて適切な CL のベースカーブ(BC)と直径を算出し，トライアルレンズの枚数を最小限に抑えることを目的として，長年研究が行われてきた[20)]．我が国最初の CL 処方を自動化しようとする試みは 1979 年の京都府立医科大学の糸井素一教授が研究・発表したもので，その後実用化に至っている[21)]．その後，開発された前眼部光干渉断層撮影装置(OCT)はトライアルレンズの選択の際にさらに役立つようになった．近年は CASIA® などの OCT 装置を使用することで，フルオレセインパターン予測や角膜の形状を確認でき，より正確な CL の選択が可能になった．

　画期的なのは，糸井素純先生らによって開発された CASIA® 2 搭載の Itoi Method による新たなアプローチで[11)22)23)]，CASIA® 2 で得られた角膜形状データを活用し，より適切な CL の BC と直径を算出し，トライアルレンズの装用数の抑制に寄与している[24)]．その原理は，best fit sphere 値などの傍中心部〜周辺部を含む角膜形状を反映した

データを元に，レンズ径 8.5 mm，8.8 mm，9.4 mm の直径ごとの球面レンズの BC が算出されるものである(図7)．このプログラムが秀逸な点は，角膜形状異常眼に対しても精度の高いトライアルレンズ選択が可能な点である．この研究のフル論文[22)]が 2022(令和 4)年に発表されたことで同システムの認知度が向上したことから，令和の革命的なニューアイテムの 1 つとさせていただいた．

おわりに

　最近，乱視矯正への注目度が高まっている．いつ頃から乱視矯正へのニーズがあったかを調べるべく PubMed で「toric lens」で検索すると，最古の論文は 1891 年に Harlan が報告した乱視矯正用眼鏡についてで，眼精疲労が改善したというものであった[25)]．それから 133 年経ってもそのニーズは変わらないばかりか，さらに拡大していると言える．「toric lens」に関する論文数は 2000 年以降急増しており，トーリック CL よりもトーリック眼内レンズ(IOL)のほうがはるかに多い．しかし，トーリック IOL が注目される以前から屈折矯正のツールとしては，冒頭で述べた眼鏡をはじめ，1953 年には乱視矯正目的の CL も論文報告されていた[26)]．一方のトーリック IOL 挿入眼の最初の報告は，清水公也先生らによる 1994 年の論文まで待つこととなる[27)]．

　急成長を遂げるトーリック IOL に比べると，乱視矯正用の CL は以前からある割には近年注目度が低いように映ってしまう．しかし，実際にはそんなことはなく，この分野も着実に進化しつつあ

る．Quality of vision という言葉をよく耳にする
ようになった昨今，本当にそれを突き詰めるので
あれば，CL による乱視矯正も決して無視できな
い．乱視があるにもかかわらず，適切に矯正され
ずに諦めている潜在的患者も少なくないと思われ
る．その一方で，近年，いくらネットの普及によ
り各種情報を入手しやすくなったと言っても，眼
科での診察や検査なしでは，患者自身が最適な屈
折矯正方法と CL の銘柄，度数選択やレンズ
フィッティングまでを見定めることは不可能であ
る．そのために，まずは眼科医が最新情報をアッ
プデートして，乱視矯正用 CL の進歩についてい
かなければならない．本稿がその一助となること
を願っている．

最後に，本稿締切間際に発行された日本コンタ
クトレンズ学会誌最新号[28]の CL バトルロイヤル
コーナーで，「強度乱視などへの対応」というテー
マで，教科書には載らないような乱視眼への CL
処方テクニックに関する屈託のない意見や，裏技
とも呼ぶべき興味深いテクニックなどが多数寄せ
られているので，ぜひとも参照されたい．

文　献

1) 土至田　宏：【乱視の新しい治療―1】乱視矯正用
コンタクトレンズ．MB OCULI, **29**：47-54, 2015.
2) 東原尚代：トーリックコンタクトレンズについ
て，正しく知っておこう．MB OCULI, **95**：15-
24, 2021.
3) 坂根由梨，土至田　宏：コンタクトレンズ用語集
（第 42 回）非球面レンズ．日コレ誌, **65**(2)：92,
2023.
4) Kasahara T, Toshida H, Ichikawa K, et al：
Refractive Correction After Penetrating Kerato-
plasty by a New Soft Contact Lens with a Spe-
cial Design for Astigmatism：A Case Report. Int
Med Case Rep J, **15**：157-161, 2022.
5) Hiraoka T, Kiuchi G, Hiraoka R, et al：Clinical
performance of a custom-designed soft contact
lens in patients with keratoconus and intoler-
ance to rigid contact lenses. Jpn J Ophthalmol,
66(4)：350-357, 2022.

Summary HCL 不耐症のある円錐角膜眼に対し
てユーソフトが有効かつ安全であることを示し
た文献．
6) 平岡玲亜，平岡孝浩：ソフトコンタクトレンズに
よる不正乱視の矯正．臨床眼科, **63**(12)：1145-
1154, 2021.
7) 土至田　宏：ソフトコンタクトレンズ最新情報．
臨床眼科, **76**(7)：884-890, 2022.
8) 小玉裕司：乱視眼への遠近両用ソフトコンタクト
レンズ処方．あたらしい眼科, **36**(10)：1251-
1254, 2019.
Summary 乱視眼への SCL 処方に際して，遠近
両用トーリック SCL の実例を初めて紹介した文
献．
9) 土至田　宏：コンタクトレンズによる老視矯正．
IOL & RS, **35**(2)：193-203, 2021.
10) 土至田　宏：遠近両用ソフトコンタクトレンズの
実力と可能性を考える．日コレ誌, **64**(2)：S2-
S6, 2022.
11) 糸井素啓：円錐角膜・不正乱視に対するコンタク
トレンズ処方．臨床眼科, **78**：56-61, 2024.
12) 重安千花：コンタクトレンズ不耐症を理解しよ
う．臨床眼科, **78**：62-68, 2024.
13) Kohn AN：Piggyback contact lenses for reduc-
ing postkeratoplasty astigmatism. Arch Oph-
thalmol, **98**：2246, 1980.
14) Harbiyeli II, Erdem E, Isik P, et al：Use of new-
generation hybrid contact lenses for managing
challenging corneas. Eur J Ophthalmol, **31**：
1802-1808, 2021.
15) Uçakhan ÖÖ, Yeşiltaş YS：Correction of irregu-
lar astigmatism with new-generation hybrid
contact lenses. Eye Contact Lens, **46**：91-98,
2020.
16) Kloeck D, Koppen C, Kreps EO：Clinical out-
come of hybrid contact lenses in keratoconus.
Eye Contact Lens, **47**：283-287, 2021.
17) 洲崎朝樹：不正乱視矯正用ソフトコンタクトレン
ズの最新事情．視覚の科学, **42**：16-18, 2021.
18) 土至田　宏：コンタクトレンズ用語集（第 34 回）
プリズムバラスト．日コレ誌, **63**(2)：72, 2021.
19) 平岡玲亜，平岡孝浩，木内　岳ほか：円錐角膜眼
の矯正においてユーソフトが極めて有効であっ
た 3 症例．日コレ誌, **62**(4)：156-161, 2020.
20) 土至田　宏：【眼科イメージング 2020 Q & A】角
膜　コンタクトレンズ処方への角膜形状解析の
応用法を教えてください（Q & A）．あたらしい眼

科，**37**（臨増）：4-10，2020.

21）糸井素一：角膜形状の自動診断とコンタクトレンズの自動設計．日コレ誌，**21**：271-276，1979.

22）Itoi M, Itoi M, Harigaya A, et al：Corneal RGP Contact Lens Fitting Software for Keratoconus Built-In Anterior Segment Optical Coherence Tomography. Eye Contact Lens, **48**(12)：503-508, 2022.
　　Summary　前眼部 OCT に搭載された HCL のトライアルレンズ選択のためのソフトの有用性を示した文献．

23）糸井素純，上田栄子，深澤広愛ほか：前眼部光干渉断層計を利用した球面ハードコンタクトレンズ処方におけるトライアルレンズのベースカーブ選択プログラム．日コレ誌，**55**：2-6，2013.

24）土至田　宏：私の処方・私の治療（第 40 回）全層角膜移植後の CL．日コレ誌，**62**：127-129，2020.

25）Harlan GC：Additional Note on the Use of Toric Lenses in Astigmatism. Trans Am Ophthalmol Soc, **6**：215-216, 1891.

26）Schapero M：The fitting of highly toric corneae with toric corneal contact lenses. Am J Optom Arch Am Acad Optom, **30**(3)：157-160, 1953.

27）Shimizu K, Misawa A, Suzuki Y：Toric intraocular lenses：correcting astigmatism while controlling axis shift. J Cataract Refract Surg, **20**(5)：523-526, 1994.

28）大口康治，土至田　宏，東原尚代ほか：CL バトルロイヤルサードステージ　第 74 回　強度乱視などへの対応．日コレ誌，**65**：181-188，2023.

新発売

JAPAN Quality

未 来 に 続 く 透 明 度

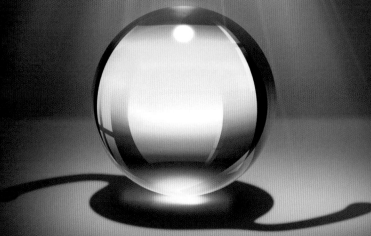

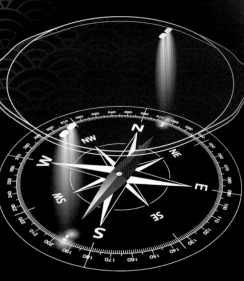

挿入器付後房レンズ

アバンシィ™

YP-T3〜T9

プリロード1P
トーリック

販 売 名：アバンシィ プリロード 1P トーリック
モ デ ル 名：YP-T3〜T9
クラス分類：高度管理医療機器（クラスⅢ）
一般的名称：挿入器付後房レンズ
承 認 番 号：30400BZX00216000

製造販売元
興 和 株 式 會 社

東京都中央区日本橋本町三丁目4-14　URL：https://www.kowa.co.jp

2023年11月作成

MB OCULI. No. 135：45−53, 2024

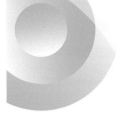

特集／押さえておきたい乱視・収差の診かた―診断のポイントと対処法―

トーリック眼内レンズによる乱視矯正の実際

中野伸一郎*

Key Words : 惹起乱視(surgically induced astigmatism：SIA)，角膜形状解析装置(corneal topography and tomography)，セントロイド値(centroid value)，トーリック眼内レンズ軸合わせ(toric IOL axis alignment)，デジタルトラッキング(digital image guided system)

Abstract：トーリック眼内レンズによる乱視矯正は通常の白内障手術の手技＋α程度で施行可能な手技であり，その矯正効果も他の乱視矯正法に対し比較的高い．機材も最低限度トーリックマーカーさえあればよい．つまり"コスパの高い"乱視矯正法と言える．一方トーリック眼内レンズの性能を100％発揮させるためには術前計測，トーリックモデル選定，軸合わせ，術後評価などいくつか特有のポイントがあり，ある程度の専門的な知識が必要となる．また多焦点，低加入度数分節型，高次非球面眼内レンズなどのプレミアム眼内レンズのいずれにもトーリックモデルが存在し，トーリック眼内レンズはこれらプレミアム眼内レンズの土台となる基幹技術の一端を担っていると言える．本稿ではトーリック眼内レンズについて実際に使用するにあたり留意すべき点や，最近の知見などについて解説する．

トーリック眼内レンズによる乱視矯正の原理

　白内障術前の乱視のうち水晶体由来の乱視は手術によって取り除かれるため，術後の乱視は主に角膜由来のものとなる．トーリック眼内レンズ(toric intraocular lens：T-IOL)による乱視矯正は白内障手術時に円柱レンズを付加した眼内レンズを用いることにより行われる．トーリック眼内レンズは円柱度数の方向に直交する方向(弱主経線)に正の度数を持ったレンズ(凸レンズ)を付加することにより角膜全体としての乱視量を軽減させる．これは眼鏡で乱視を矯正するときに円柱度数の方向(強主経線)に一致する方向に逆の度数を持ったレンズ(凹レンズ)を加えて乱視を打ち消すのとは逆の方法と言える．

　乱視を不整地，乱視矯正は不整地を平らにする

ことに例えるなら，眼鏡は土地を削って，トーリック眼内レンズは土を盛って嵩上げすることにより平らにする方法と言える(図1).

トーリック眼内レンズによる乱視補正の特徴

　角膜乱視の補正には従来，眼鏡やコンタクトレンズ(CL)による矯正，角膜減張切開(limbal relaxing incision：LRI)などの角膜切開，そしてPRK(photorefractive keratectomy)やLASIK(laser-assisted in situ keratomileusis)などのエキシマレーザーによる角膜切除術などが行われてきたが，いずれの方法ともに様々な技術的な問題を抱えているため決定打とはなり得ていない.

　CL，眼鏡は矯正量の限界(最大2D程度)があり，これ以上の乱視は対応できない．またCLでは装用の煩雑さ，眼鏡では視野の歪みなどの問題がある.

　LRIでは角膜に切開を加えることによる角膜強

* Shinichiro NAKANO, 〒301-0854　龍ケ崎市中里1-1　龍ケ崎済生会病院眼科，部長

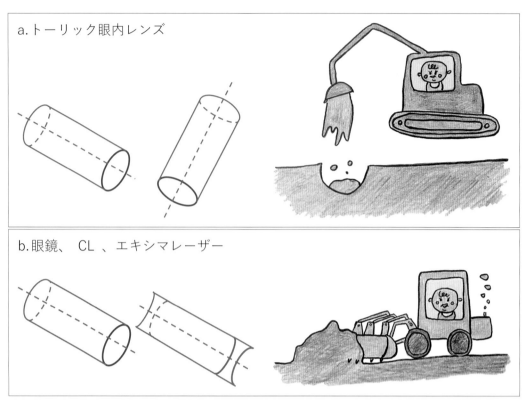

図 1. 乱視矯正法の違い
トーリック眼内レンズが直交する軸に正の度数を付加する(a)のに対し，眼鏡，コンタクトレンズ(CL)，エキシマレーザーは同軸に負のレンズを付加する(b)．丁度凹凸のある土地を平坦にするとき，トーリック眼内レンズは周囲を嵩上げして，眼鏡，CL，エキシマレーザーは盛り上がりを削って平らにするのと同じである．

度低下，ある程度のノモグラムがあるものの総じて予測精度が低く，また手技そのものに習熟が必要であるなどの問題点がある．Lake らによるトーリック眼内レンズとLRIでの術後成績のメタ解析では，トーリック眼内レンズのほうが術後残余乱視を 0.5 D 以内に収められる割合が高いと報告している[1]．

エキシマレーザーは 6 D 程度の矯正が可能であり，角膜不正乱視にも一定程度対応可能であるが，角膜強度の低下や角膜の厚みによっては矯正に必要な切除量が確保できないことがある．

トーリック眼内レンズによる乱視矯正法は，乱視用眼内レンズを白内障手術時に挿入するだけであるので角膜強度に関しては，従来の非トーリック眼内レンズの挿入と基本的には同等である．また比較的大きな円柱度数まで矯正可能であり(国内承認レンズで角膜面最大 4 D，海外では 12 D の注文レンズもあり)，予測精度も比較的優れている．トーリック眼内レンズの軸合わせも従来の眼内レンズの水晶体嚢内挿入の際のダイヤリングと同様の方法で行えるので習熟度もそれほど要しない．一方最大の欠点は当然であるが白内障手術と同時でないと乱視矯正が行えないことである．また角膜不正乱視の矯正は行えない．つまり白内障術後の正乱視矯正の手段として優れた乱視矯正法と言える．

トーリック眼内レンズによる乱視矯正の実際

トーリック眼内レンズは角膜の強主経線に対し固定軸が直行する位置で最大の乱視矯正効果をもたらす．固定軸が 1°ずれるごとに約 3%の矯正効果が減少し，30°のずれで効果がなくなると言われ

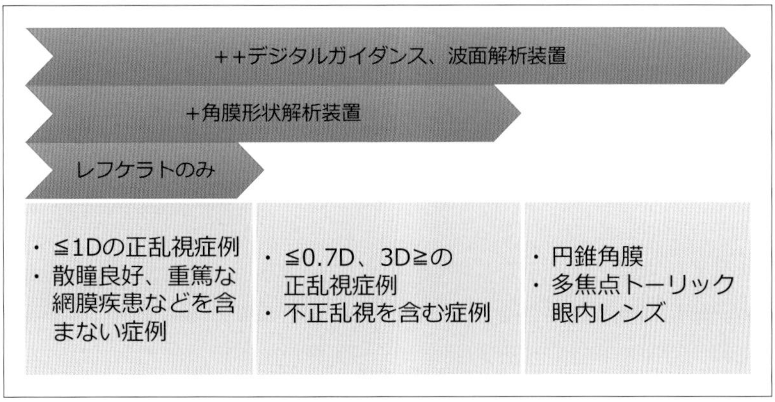

図 2. 適応拡大のステップ

ている[2)3)].

　トーリック眼内レンズの効果を最大限に発揮させるためには，1. 正確な角膜乱視の把握と術前計画の策定，2. 術前計画に沿った正確な施術，3. 術後軸ずれ対策が必要となる．

1. 正確な角膜乱視の把握と術前計画の策定

　トーリック眼内レンズ使用に際し最も重要なのが正確な術前角膜乱視の測定である．1.～3. の各段階のうち最も術後成績に影響するのは，1. の術前計測であるとの報告がある[4)]．乱視は強さ(乱視量 D)と方向(乱視軸°)をもつベクトル量であるので，乱視量だけでなく主経線軸の測定精度が重要である．角膜乱視量が多い場合，強，弱主経線軸の差は大きいため，オートレフラクトケラトメーター(オートレフ)などの比較的測定精度が低い機器を用いても乱視軸は正確に測定可能である．一方，角膜乱視量が少ない場合，強，弱主経線の差が小さいため乱視軸の決定には角膜形状解析装置などの測定精度の高い機器の使用が有効な場合が多い．また角膜乱視量が多い場合は角膜後面乱視量の影響も少ないため，やはりオートレフでも角膜乱視量の測定は十分な精度が保たれるのに対し，角膜乱視量が少ない場合は角膜後面乱視量の影響が無視できないレベルになるため，角膜形状解析装置を利用するほうが良い．最近では Barrett toric calculator など角膜前面乱視量だけででも予測精度の高いトーリック眼内レンズ計算式が出ているため，これらを使用すれば機材に制限がある場合でも比較的精度の高い測定が可能とな

る．ただし角膜前面，後面の主経線軸は必ずしも並行ではないため，主経線軸を含めた角膜乱視の測定精度は角膜形状解析装置には劣る．トーリック眼内レンズでは角膜不正乱視は矯正できないため，角膜外傷，潰瘍，翼状片術後など角膜不正乱視が含まれる可能性の高い症例では角膜形状解析により不正乱視成分を除外した正乱視成分だけを矯正対象とする．多焦点トーリック眼内レンズの使用の場合も，できれば角膜形状解析装置など測定精度の高い方法での測定を行ったほうが良い．どこまでの乱視症例を対象とするかは自施設の設備に応じて行うと良い(図 2)．

　また手術侵襲により角膜形状は術前から変化する．一般的には切開創に沿って角膜は平坦化する．これが惹起乱視(surgically induced astigmatism：SIA)と呼ばれるものであり，術後角膜乱視の予測には先ほど測定した角膜乱視に SIA を加味したものを用いる．自らの SIA は事前に求めておく必要があり，Hill の SIA calculator(https://doctor-hill.com/iol-power-calculations/resources-downloads/sia-calculator/)などを用いて事前に計算しておく．Alcon 社製 ARGOS® バイオメータなどのように SIA を自動で計算するプログラムが組み込まれた機材もある．従来の SIA 値を用いた惹起乱視の設定法の欠点は SIA 値の計算そのものはベクトルの合成で行うにもかかわらず，結果はスカラー量(D)として表記されており，角度情報が失われてしまうことである．つまり SIA 値を求めた時点での切開位置と同一でない限り SIA

は過大になったり過小になったりする可能性がある．このため近年では倍角座標ベクトルの重心であるセントロイド値が採用されるようになってきている．また SIA を低く設定するほうが術後残余乱視量を少なくでき，矯正精度を向上させるとの報告が近年多くみられ，SIA を 0 近くに設定する傾向となっている[5]．

SIA を積極的に利用し手術時に直乱視なら上方，倒乱視なら耳側切開を施行することにより角膜乱視の軽減を狙ったのが強主経線切開である．強主経線切開は症例ごとに切開位置を変更する必要があり，慣れていない切開位置で手術を行うことによる手術手技のばらつき（不安定化）も懸念される．また上記のように本来であれば切開位置ごとの SIA は別個に求めないと正確な効果は予測できない．これはセントロイド値を用いた惹起乱視の設定でも同様である．

このため筆者は術後成績を安定させる方針のもと切開位置を直乱視，倒乱視ともに同じ方向から行うこととしている．

角膜乱視量，眼軸長，前房深度などの術前生体計測値，また SIA が得られたらこれらの値を使用するトーリック眼内レンズメーカーのトーリックカリキュレーター，あるいは ESCRS の IOL calculator（https://iolcalculator.escrs.org）などを用い，固定軸の計算を行う．

蛇足であるが，測定の際に各測定機器間での頭位のずれにも注意が必要である．複数の機器で測定を行う場合，各々の測定機器がいくら高精度でも，測定機器間で患者の頭位がバラバラでは精度が保てない．術前計測を自ら行う医師は少ないと思われるのでこれは測定する検査技師によく伝えておく必要がある．その際，無理に頭位を垂直に固定して測定しようとすると，かえって術中の自然な頭位とのずれが生じてしまい誤差の原因となってしまう．特に高齢者は頭位維持が困難であることが多いため，どのような体制で計測が行われたかを注意する必要がある．

加えて手術計画ができた後でも測定結果と手術計画に離齬がないか，自ら事前に必ず目を通すことをおすすめする．入力エラーに伴う誤った予定固定軸の指定がないか，不正乱視症例などトーリック不適応症例ではないかなど，術後トラブルの芽をここで摘んでおく．不正乱視症例の検出は角膜形状解析装置であればフーリエ解析により可能であるが，オートレフしかない場合は術前自覚屈折値とレフ値の乖離，ケラト値のばらつきなどを元に不正乱視を疑う．円錐角膜症例などへのトーリック眼内レンズの適応には最新のトーリック眼内レンズ予測式（Barrett True-K for KC, Kane for KC：KC keratoconus，円錐角膜）を用いることで，円錐角膜など一部の不正乱視症例のトーリック眼内レンズのモデル予測が行えるようになってきている．また，程度の軽い円錐角膜では乱視矯正効果が得られているとの報告もあるが[6][7]，いきなりの使用は控え，ある程度トーリック眼内レンズの使用に慣れてきてから行うほうが良い．

2．術前計画に沿った正確な施術

いくら精度の高い術前計測と計画を立てても施術がいい加減に行われては良好な術後成績は得られない．先に述べたようにトーリック眼内レンズの扱いは基本的に従来の非トーリック眼内レンズを使用した白内障手術と同様である．これにトーリック軸マーキングとトーリック軸合わせという操作が加わる．トーリック軸マーキングであるが，大別して方法は 2 通りである．1 つはマニュアルマーキング法，もう一方はデジタルマーキング法である．また 2 つの中間的な手技として axis registration 法がある．

1）マニュアルマーキング法

マニュアルマーキング法では，①基準点マーキング，②切開創マーキング，③軸マーキングがそれぞれ手動で必要となる．

①基準点マーキングであるが，これには皮膚ペンなどの生体用色素，スパーテルなどの物理的圧痕を用いて行う．基準点は 6 時と 12 時方向，6 時方向のみ，スリットランプ下，肉眼でなど様々な

方法で行われている．仰臥位だと眼は回旋するため原則マーキングは座位（立位）で行う．スリットランプによるマーキングの場合は近見反応による輻輳，外斜視などによる眼位ずれに注意する．またインクの滲みによる誤差，洗眼などによるインクの消失，また物理的侵襲による角膜へのダメージなどにも注意する．

②の切開創マーキングであるが手術精度を維持するためにも行うほうが良い．この際インクを使用する場合，インク滲みによる精度低下を防ぐために，マーキング直前にマイクロスポンジを用いて角膜上の水分を拭き取っておくと良い．

③の固定軸マーキングは，②の切開創マーキングと同時に行う方法，レンズ挿入直前に行う方法があるが，筆者は術野の視認性を確保するためにレンズ挿入直前に行う方法をとっている．この際，粘弾性物質を用いて眼圧を正常時に近い状態でマーキングを行わないと，やはりインク滲みなど精度低下が生じやすくなるので注意が必要である．

術中マーキング，ステップ②および③では光軸とマーキングの偏心を防ぐためプルキンエ・サンソンの1～3像を一致させた状態で行うのが理想的だが，困難な場合，角膜輪部とガイドマーカーの間の隙間をなるべく均等にし，マーキングの偏心を予防する．マーキング角度に関しては多くのガイドマーカーの目盛りは5°刻みのため，目盛りの半分の2.5°を最小の単位目安としマーキングを行う（図3-a～c）．

2）Axis registration 法

術前に撮影した前眼部写真から特徴的な虹彩紋理，結膜血管を基準点として術中の固定軸などを求める方法．手術開始時の基準点マーキングは必要ないが，術中の切開創および固定軸マーキングは必要となる．手技の注意事項はマニュアルマーキング法に準ずる．マニュアルマーキング法とデジタルマーキング法の中間的な手技である．

3）デジタルマーキング法

術前撮影した画像情報をデジタル処理し術中画像と同期させ，切開位置，固定軸，またCCCの位置などを顕微鏡に提示する方法．一連の動作はワンストップで可能である．また固定軸はデジタル処理され1°単位の精度で表示されるため，マニュアルマーキング法のようなインク滲み，目見当での軸角度の測定のような誤差は生じない（図3-d）．実際デジタルマーキング法はマニュアルマーキング法に比べ手術精度が高いと言われている[8]．一方画像同期の際，結膜嚢が血液，かけ水などで覆われている場合，眼位が術前撮影時と大きく違う場合などには同期できないことがあるので注意する．術中も結膜下出血，テノン嚢下にBSSが回り込むことによりトラッキングが失われることがあるので注意が必要である．術中にトラッキングが失われた場合，結膜を鈍的にしごいて結膜下に回り込んだBSS，血液などを排出するとトラッキングが復活することが多い．顕微鏡に提示されているトラッキング画像は任意で術中消すこともできるので，操作の邪魔になる場合は一時的にオフにしても良い．現在，日本国内ではALCON社製VERION®，ZEISS社製CALLISTO eye®がデジタルトラッキングシステムとして販売されている．マニュアルマーキング法に比べデジタルマーキング法の技術的優位性は間違いなく，今後一層普及していくことが予想されるが，最大の問題は機材の導入コストであることを付け加えておく．

各マーキング法の比較を表1に表す．

4）軸合わせの実際

軸合わせは眼内レンズの水晶体嚢内挿入時のテクニックであるダイアリングと同じであり，それほど困難ではないがいくつか注意点がある．

レンズ挿入後，まず大まかに軸合わせを行う．レンズが完全に展開しない状態では軸合わせを行ってもずれる可能性が大きいため，レンズ挿入後レンズの展開を待って行うのがポイントである．Cループ型眼内レンズは時計回りに回しやすい構造をしているため，予定固定軸のおおよそ10°前後反時計回りの位置までレンズを回し，そ

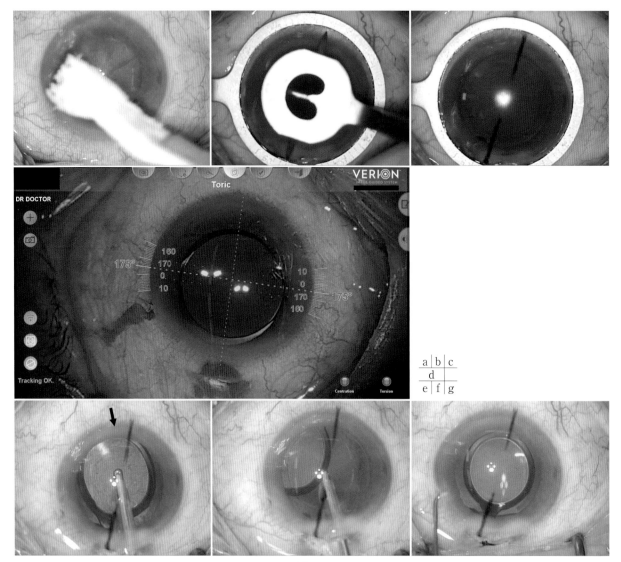

図 3.

a：マニュアルマーキング法の場合，角膜表面が濡れているとトーリックマーカーのインクが滲み不正確になる
ため，マーキング直前にマイクロスポンジで表面の水分を拭いておく．

b，c：固定軸マーキング．プルキンエ・サンソン 1〜3 像が一致した状態で(b)，トーリックマーカーを垂直
に偏位がないように注意し，圧痕が付くか付かないかくらいの強さでしっかりとマークを付ける(c)．

d：デジタルマーキング法では顕微鏡にデジタルで固定軸が投影されているため，物理的マーキングは不要．
また多少の眼の動きはトラッキングしてくれるため最終調整時以外は眼位はさほど気を使わなくて良い．

e：粘弾性物質吸引後の軸合わせに備え，反時計回り 10° 程度の位置に軸を仮合わせし，粘弾性物質除去（矢印）
を開始する．

f：水晶体嚢内，特に赤道部付近の粘弾性物質の残存は術後回旋の原因となるため，I-A チップを眼内レンズ
裏に回し，しっかりと吸引洗浄する．

g：眼圧調整時に前房が虚脱すると眼内レンズが回旋するため，術終了時の器具の出し入れは慎重に行う．
多少の軸ずれはサイドポートから鈍針で補正可能

れから粘弾性物質の除去を開始する（図3-e）．粘
弾性物質除去の際レンズが回旋しやすいので，筆
者はI-Aチップの先で軽くレンズを押さえておく
ことが多い．術後軸ずれ予防のためレンズ裏にも

I-A を回し粘弾性物質をしっかり除去する（図3-
f）．前房内とレンズ下の粘弾性物質のどちらを先
に除去し始めるのかは術者によって好みが分かれ
るようだが，前房内粘弾性物質除去が十分に除去

表 1. トーリック眼内レンズ固定軸マーキング法の比較

	術前基準点マーキング	術中固定軸マーキング	精度	コスト
マニュアルマーキング	必要	必要	△	◎
Axis registration	不要	必要	○	○
デジタルマーキング	不要	不要	◎	△

表 2. 各社単焦点トーリック眼内レンズの比較

	ALCON Clareon Toric CNWT	AMO TECNIS OptiBlue Toric II ZCW DIW	HOYA Vivinex Toric XY1AT	KOWA Avansee Toric YP-T	NIDEK Nex-Load NP Toric NP-T	SANTEN LENTIS Comfort toric LS-313MF15T
光学部材質	疎水性アクリル一体型	疎水性アクリル一体型	疎水性アクリル一体型	疎水性アクリル一体型	疎水性アクリル一体型	親水性アクリル疎水表面加工プレート型
サイズ	光学部6mm 全長13mm	光学部6mm 全長13mm	光学部6mm 全長13mm	光学部6mm 全長13mm	光学部6mm 全長13mm	光学部6mm 全長11mm
円柱加入度数（眼内レンズ面）(D)	+1.50〜+6.00	+1.50〜+3.75	+1.50〜+4.50	+1.50〜+6.00	+1.50〜+4.50	+1.50〜+4.50
トーリックマーカーの位置	円柱軸上3点	円柱軸上3点	円柱軸上3点	円柱軸上2点 楕円状2点	円柱軸上2点	円柱軸上，線状
球面度数範囲(D)	+6〜+30(0.5D)	+6〜+30(0.5D)	+10〜+30(0.5D)	+6〜+30(0.5D)	+1(T3) +2(T4〜T6) +3(T7) 〜+30(0.5/1.0D)	+10〜+30(0.5D)
特徴	・円柱度数のバリエーションが多い	・支持部粗面加工による軸ずれ耐性大 ・高次非球面型もあり	・プリセット型 ・支持部粗面加工あり	・プリセット型 ・円柱軸が支持部と60°ずれて設定	・プリセット型 ・支持部粗面加工あり ・球面度数に low power の設定あり	・プレート型 ・クリアレンズ ・低加入度数 EDOF 様

できればよいのでこれはどちらからでもよい．筆者は前房内から除去を行っている．粘弾性物質が除去できたらレンズの位置を微調整し，予定固定軸に一致させる．この際レンズの回転は支持部を円周方向に押すことによって行う．一方の支持部を押すだけでは他方の支持部に捻りの力が残ってしまい，軸合わせができたと思っても捻りもどりで再び軸ずれを起こすので位置調整の際には前方，後方の支持部ともに均等に力を加えて軸合わせを行う．レンズの軸マーカーと角膜のマーキング軸をプルキンエ・サンソンの1〜3像を一致させた状態で行う．プルキンエ像の確認が困難な場合，両眼視下では左右眼の位相差から正確に軸を一致させづらいので片眼をつぶった状態でレンズ/角膜のマーキングが一致していることを確認しながら軸合わせを行う．

大多数のトーリック眼内レンズは円柱軸が支持部と一致しているため上方切開では直乱視，耳側切開では倒乱視のとき，I-A チップがレンズのマーカー，支持部を覆ってしまい，軸合わせがやや難しくなることに注意する（図3-e の I-A チップと眼内レンズ軸マーカーの位置関係参照）．2024 年に発売となった KOWA 社製トーリック眼内レンズは支持部とマーカーの位置が60°ずれた位置関係にあり，上記のような状況下でも支持部の操作がやりやすく，このような状況での使用を考慮するのも1つの解決法かと思われる（表2）．前房が虚脱すると眼内レンズが回転してしまうこ

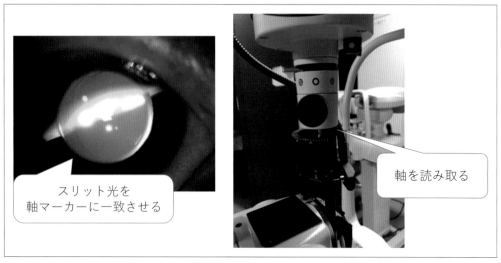

図 4. 細隙灯顕微鏡を用いた術後乱視軸測定の方法

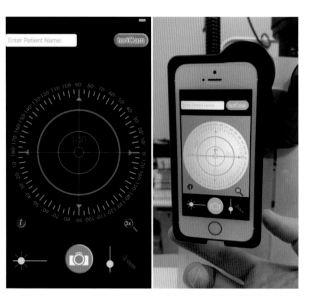

図 5. スマートフォンアプリを用いた術後乱視軸測定

とがあるため軸合わせが終わった後は，眼圧調整の際などに前房を虚脱させないよう注意する．また眼圧調整の際，あまり勢いよく BSS を注入すると水流によってレンズが回ることもあるため，BSS の注入はなるべく優しく行う．不幸にして軸合わせ後にレンズが回旋してしまった場合は鈍針などを用いて微調整は可能であるが，一定以上回旋してしまった場合は I-A などを用いて再度軸合わせを行う（図 3-g）．術中の軸合わせで術後軸ずれ量がおおよそ決まるので安易な妥協はせず，しっかり軸合わせを行う．

3．術後軸ずれ対策

大鹿らの報告[9]によると，術後トーリック軸の過大なずれに対する修正手術の割合は 0.65% 程度と言われている．また井上らによれば[10]，軸ずれの発生は術後 1 時間以内が最も多いと言われている．

術後の固定軸（あるいは軸ずれ）の評価であるが一番簡易な方法としては散瞳下，細隙灯顕微鏡のスリット光をトーリック眼内レンズのマーカーに合わせて，細隙灯顕微鏡にある角度表示で読み取る方法である（図 4）．簡便かつ比較的平易な方法であり，日常診療での術後測定ではこれで十分と言える．一方検者による読み取り誤差があるため，臨床研究などで測定結果を用いるには注意が必要である．

次に角膜形状解析装置で直接固定軸を測定する方法がある．角膜形状解析装置による固定軸角度測定は自動計測で行われるので簡便かつ検者間の誤差がないのが利点であるが，機器が必要でありコストの問題がある．最近ではスマートフォンアプリを用いた測定方法もある．これはスマートフォンにアタッチメントを介して細隙灯顕微鏡に取り付け固定軸を読み取るもので，角膜形状解析装置ほど導入コストが高価でなく比較的精度も高く測定できる（図 5）．

軸確認のタイミングであるが，術翌日は可能な限り行う．その後は術後視力，レフ・ケラト値な

どを見ながら，予想矯正量を大きく下回るなどの場合，定期観察終了時などに行う．筆者の施設では術翌日と定期観察終了時の3か月目には必ず行い，臨床研究などではさらにきめ細かく確認している．

　もし過大な軸ずれを認めた場合，修正手術を考慮する．この場合，軸ずれ修正手術は術後1週間以内より，1〜3週以内のほうが再修正手術の割合が低くなるとの報告がある[10]．

　プレート型トーリック眼内レンズは，時に90°を超える大幅な軸ずれを生じることがある[11]．またレンズ素材が親水性のため水晶体嚢との癒着が弱く修正手術のタイミングを待っても再修正を余儀なくされることがある．この場合，保険適用外であるが水晶体嚢拡張リング（capsular tension ring：CTR）の使用も考慮する．なお，プレート型トーリック眼内レンズ使用の際，予防的にCTRの挿入を行うとかえってレンズの偏位を生じやすくなるとの報告[12]もあるため，注意を要する．

最後に

　トーリック眼内レンズを使用したことがない場合，レンズ挿入と軸合わせがトーリック眼内レンズ使用のすべてとイメージしがちである．しかしながらトーリック眼内レンズは術前計画から術後対策まですべてを合わせた総合的なシステムで運用が行われてこそ最大限の効果を発揮するレンズであり，ここが従来の単焦点非トーリック型眼内レンズの使用と大きく異なる点と言える．

文　献

1) Lake JC, Victor G, Clare G, et al：Toric intraocular lens versus limbal relaxing incisions for corneal astigmatism after phacoemulsification. Cochrane Database Syst Rev, **12**：CD012801, 2019.

2) Sanders DR, Grabow HB, Shepherd J：The toric IOL. Sutureless Cataract Surgery；An Evolution Toward Minimally Invasive Technique（Gills JP, Martin RG, Sanders DR, eds）. Thorofare, NJ：Slack, pp. 183-197, 1992.

3) Novis C：Astigmatism and toric intraocular lenses. Curr Opin Ophthalmol, **11**：47-50, 2000.

4) Hirnschall N, Findl O, Bayer N, et al：Sources of error in toric intraocular lens power calculation. J Refract Surg, **36**(10)：646-652, 2020.
   Summary トーリック眼内レンズ術後成績（誤差）に影響を与える因子についての考察であり，術前検査の重要性について有用な示唆を与えてくれている．

5) Holladay JT, Pettit G：Improving toric intraocular lens calculations using total surgically induced astigmatism for a 2.5 mm temporal incision. J Cataract Refract Surg, **45**(3)：272-283, 2019.

6) Krumeich JH, Kezirian GM：Circular keratotomy to reduce astigmatism and improve vision in stage Ⅰ and Ⅱ keratoconus. J Refract Surg, **25**(4)：357, 2009.

7) Yahalomi T, Achiron A, Hecht I, et al：Refractive Outcomes of Non-Toric and Toric Intraocular Lenses in Mild, Moderate and Advanced Keratoconus：A Systematic Review and Meta-Analysis. J Clin Med, **11**(9)：2456, 2022.

8) Elhofi AH, Helaly HA：Comparison between digital and manual marking for toric intraocular lenses：a randomized trial. Medicine, **94**：38, 2015.

9) Oshika T, Inamura M, Inoue Y, et al：Incidence and outcomes of repositioning surgery to correct misalignment of toric intraocular lenses. Ophthalmology, **125**(1)：31-35, 2018.
   Summary 軸ずれ補正手術の時期について考察した文献で，非常に重要．

10) Inoue Y, Takehara H, Oshika T：Axis misalignment of toric intraocular lens：placement error and postoperative rotation. Ophthalmology, **124**(9)：1424-1425, 2017.
   Summary トーリック眼内レンズの術後軸ずれについて考察した文献であり，必読．

11) Oshika T, Nakano S, Inamura M, et al：Extensive misalignment of plate-haptic rotationally asymmetric multifocal toric intraocular lens. Jpn J Ophthalmol, **67**：560-564, 2023.

12) Schartmüller D, Röggla V, Schwarzenbacher L, et al：Influence of a Capsular Tension Ring on Capsular Bag Behavior of a Plate Haptic Intraocular Lens： An Intraindividual Randomized Trial. Ophthalmology, Epub 2023.

MB OCULI. No. 135 : 54 – 61, 2024

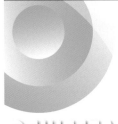

特集／押さえておきたい乱視・収差の診かた―診断のポイントと対処法―

屈折矯正手術(ICL)による乱視矯正

五十嵐章史*

Key Words : LASIK(laser in situ keratomileusis), ICL(implantable collamer lens), 惹起乱視(induced astigmatism), 上方角膜切開(superior corneal incision), LRI(limbal relaxing incision), 固定位置(fixed position)

Abstract : 若年者の屈折矯正手術においては良好な裸眼視力獲得が主目的であるため,乱視矯正は限りなく完全矯正が求められる.また白内障手術と異なり角膜乱視ではなく,水晶体を含めた全乱視が対象となるため,自覚屈折値の正確な検査が重要である.代表術式であるLASIK (laser in situ keratomileusis), ICL(implantable collamer lens, STAAR社)において両者とも乱視矯正は良好な臨床成績であるが,特にICLは強度乱視においても良好な成績であり近年手術件数が増加している.ICLにおける乱視矯正のメインはtoric ICLによる矯正であるが,未だ専用インジェクター形状より3 mmの角膜切開が必要であり,0.5 D程度の惹起乱視を考慮しなければいけない.そのため,術前の自覚乱視度数に対するtoric ICLの適応,レンズ固定位置,惹起乱視を考慮した3 mmの角膜切開位置の工夫は重要となる.

はじめに

若年者の屈折矯正手術は近視,遠視,乱視といった屈折異常を手術によって矯正し,良好な裸眼視力を獲得することでQOL(quality of life)を向上させる治療である.当然乱視矯正は非常に重要で乱視が残存すると術後裸眼視力は低下し満足度も低下する.過去の光学シミュレーションでは良好な裸眼視力を獲得するには図1に示すように瞳孔径の大きさによっても異なるが,概ね1.0 D未満に乱視度数を抑える必要がある.

本稿では代表的な屈折矯正手術であるLASIK (laser in situ keratomileusis)と後房型有水晶体眼内レンズのうち国内で承認されているICL (implantable collamer lens, STAAR社)の乱視矯正成績を解説し,近年国内で手術が急増している

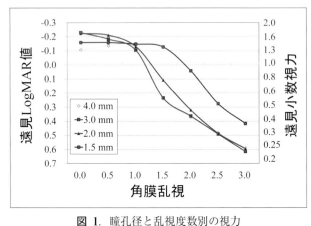

図 1. 瞳孔径と乱視度数別の視力
模擬眼を使用し,光学シミュレーションによるMTFと網膜中枢系の閾値関数から求めた推定視力を示す.
(北里大学医療衛生学部 川守田拓志先生提供)

ICLによる乱視矯正法について解説する.

屈折矯正手術対象例における乱視の特徴

治療対象となる術前乱視の特徴を図2に示す.

* Akihito IGARASHI, 〒150-0021 東京都渋谷区恵比寿西1-30-13 グリーンヒル代官山1階 代官山アイクリニック,院長・理事長

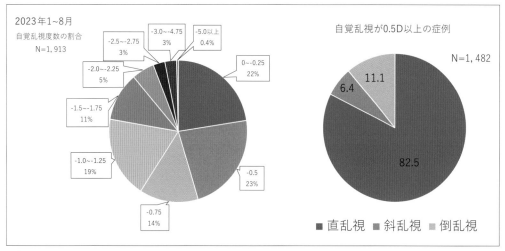

a | b
図2. 当院における ICL 患者の術前乱視度数と乱視軸の割合
2023 年 1〜8 月までに ICL 手術した患者の術前自覚乱視度数を a に，
自覚乱視度数 0.5 D 以上の症例の乱視軸の割合を b に示す．

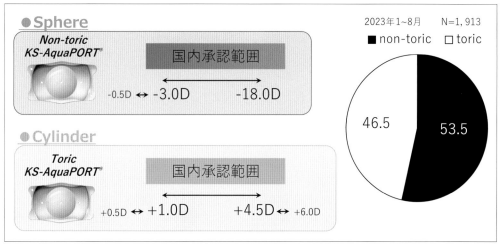

a | b
図3. ICL 度数範囲と当院における non-toric，toric ICL の使用割合
a に ICL の球面度数，円柱度数範囲を，b に 2023 年 1〜8 月までに ICL
手術した患者の non-toric，toric ICL の使用割合を示す．

図 2 は 2023 年 1〜8 月に当院（代官山アイクリニック）で ICL 手術を受けた患者の術前データをまとめた．対象は 1,913 眼で LASIK などの角膜屈折矯正手術の既往がある例や円錐角膜やペルーシド角膜変性例，白内障手術例は除外している．術前の自覚乱視度数が 1.0 D 以上有する例は全体の41％であった．また乱視軸は全体の 82.5％は直乱視であり，次いで倒乱視（11.1％），斜乱視（6.4％）の順であった．つまり対象患者の約半数弱は直乱視矯正を考慮しなければいけないことがわかる．
　LASIK における乱視矯正は矯正する自覚乱視度

数を入力してレーザー照射を行うことでオートマティックに治療が可能であり，ICL の場合は乱視矯正度数を有する toric ICL を用いることがメインとなる．図 3 に ICL における度数範囲と当院で手術を施行したレンズ種類の割合を示す．Toric ICL は国内承認範囲として 1.0〜4.5 D の乱視矯正が可能で，国内未承認範囲を含めると 0.5〜6.0 D と広範囲な乱視矯正が可能となっている．当院で toric を用いた例は 46.5％，non-toric を用いた例は 53.5％であった．

図 4. 当院における ICL 術前検査における視力検査例

```
VS=  0.06  (   1.2p  ×  S   -4.00   D : Cyl   -1.00   Ax   15  °)  R>G
           (   1.5   ×  S   -4.25   D : Cyl   -1.00   Ax   15  °)  R>G   ◎
           (   1.5   ×  S   -4.50   D : Cyl   -1.00   Ax   15  °)  R>G
           (   1.5   ×  S   -4.75   D : Cyl   -1.00   Ax   15  °)  R=G
           (   1.5p  ×  S   -5.00   D : Cyl   -1.00   Ax   15  °)  R<G
           (   1.2   ×  S   -5.25   D : Cyl   -1.00   Ax   15  °)  R<G
           (   1.2p  ×  S   -5.50   D : Cyl           Ax       °)
best       (   1.5   ×  S   -4.25   D : Cyl   -1.00   Ax   15  °)

SE   VS=  (   1.0   ×  S   -4.75   D)         術前に使用していた眼鏡
                                             sph -3.75 / cyl -1.0 / Ax15°

※SE : spherical equivalent
```

屈折矯正手術における度数計算

LASIK，ICL とも若年者の屈折矯正手術では白内障手術と異なり，有水晶体眼が対象となる．そのため，矯正する乱視は角膜乱視ではなく，水晶体乱視を含めた全乱視となる．そのため，視力検査を行う検査員の正確な自覚屈折値の導出が重要となる．図 4 に当院における ICL 術前検査の視力検査 1 例を示す．まず，前述の通り治療対象となる乱視は自覚乱視度数となる．当院では必ず乱視を有する例でも等価球面度数に換算し，球面度数のみでも視力を測っている．これは各症例の乱視がどの程度視力に影響しているかを評価するためで，自身が普段使用している眼鏡やコンタクトレンズ度数も必ず表記し，日常での乱視矯正の有無も参考にしている．

LASIK と toric ICL の乱視矯正成績

角膜形状をエキシマレーザーにて変形させる LASIK と眼内にレンズを移植する ICL はともに優れた乱視矯正成績が報告[1~4]されている．筆者は過去に自覚乱視度数が 2 D 以上の症例における LASIK の成績を報告[1]した．この報告では自覚乱視度数が術前：2.74±0.99 D から術後 1 年：0.63±0.63 D へ有意に改善しており，Alpin 法による correction index（CI）は 0.89 と良好であった．また Kamiya らは toric ICL 術後 3 年の成績[2]を報告しており，同様に自覚乱視度数は術前：2.23±

1.09 D から術後 3 年：0.49±0.41 D へ有意に改善している．このように LASIK，ICL ともに乱視矯正は良好であるが，より強度の乱視になると少し成績に差が出ることも報告[3,4]されている．

Cañones-Zafra ら[3]は，LASIK において術前乱視を 1.5 D 未満の群（1 群）と 1.5 D 以上の群（2 群）に分けたところ，2 群は術後残余屈折異常による不満のため再手術となった確率が 4 倍であったとしている（1 群：6.5%，2 群：26.9%）．

一方，Cano-Ortiz ら[4]は ICL において術前乱視を 2.0 D 未満の群（LAG 群）と 2.0 D 以上の群（HAG 群）に分けたところ，CI はそれぞれ 0.98，0.97 と両群で乱視矯正効果に差はなく有効であったとしている．この件については自験例でも検証した．術前自覚乱視度数が 3 D 以上の症例に対して LASIK 群と toric ICL 群を比較するため，前者は以前筆者が報告した論文[1]より自覚乱視度数が 3 D 以上の 10 眼，後者は当院で toric ICL 手術した 31 眼を対象とした．図 5 に術前後の自覚乱視度数変化を，図 6 に術前後のパワーベクトル解析を示す．CI は LASIK 群が 0.75，toric ICL 群は 0.95 となり，これらの結果からも 3 D 以上の強度乱視では toric ICL 手術のほうがより矯正効果が高いことがわかった．

手術手技と惹起乱視量

ICL は耳側角膜切開が基本であるが，STAAR 社から提供される ICL 専用のインジェクターはレ

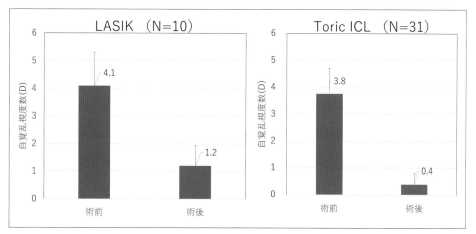

図 5. LASIK, toric ICL の術前後の自覚乱視度数変化（術前自覚乱視度数 3 D 以上の例）
LASIK, toric ICL とも術前後で自覚乱視は減少しているが, toric ICL のほうが
術後の残余乱視が少ない.

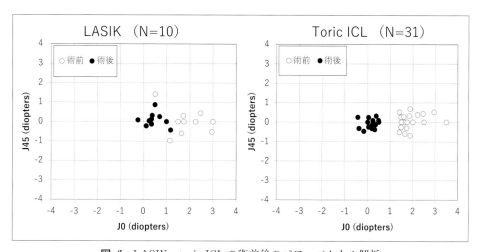

図 6. LASIK, toric ICL の術前後のパワーベクトル解析
パワーベクトル解析では中央 0 が乱視 0 を意味し, 横軸の J0 はプラス方向に行くと直乱
視化, マイナス方向に行くと倒乱視化することを意味している. また縦軸の J45 は斜乱視
の程度を意味し, プラス方向に行くと 45°方向, マイナス方向に行くと 135°方向に強まる
ことを意味している. Toric ICL のほうが術後は 0 付近にきれいに密集しており正確に乱
視矯正できていることがわかる.

ンズ挿入に 3.0〜3.2 mm の切開幅を必要とする.
過去に筆者が報告した結果[5]では, 3 mm の耳側切
開では角膜乱視度数は術前, 術後でそれぞれ 0.74
±0.13 D, 1.02±0.27 D と約 0.3 D 有意に増加
（Wilcoxon signed-rank test, $p < 0.001$）し, パ
ワーベクトル解析より術後は J0 のプラス方向へ
ややシフト（直乱視化）している（図 7）. 一方で, 3
mm の角膜上方切開では角膜乱視度数は術前, 術
後でそれぞれ 1.05±0.31 D, 0.83±0.33 D と有
意に減少（$p = 0.005$）し, 術後は J0 のマイナス方

向へシフト（倒乱視化）している（図 8）. つまり切
開位置によって異なる方向に 0.5 D 弱の惹起乱視
が生じるため, 切開位置を注意して各症例に対応
することが重要となる.

Toric ICL の選択基準

前述のように 0.5 D 弱の惹起乱視を考慮すると
対象患者の大半が直乱視であることから, 角膜上
方切開を用いることで non-toric ICL でも軽度の
乱視矯正は可能となる. では, 自覚乱視度数がど

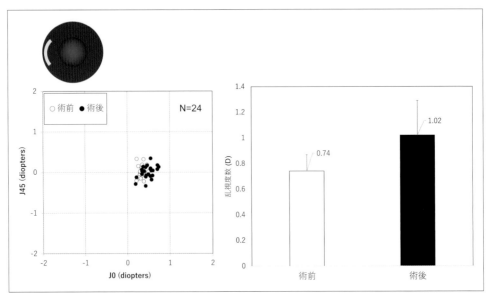

図 7. 3 mm の耳側切開における惹起乱視　　　　　　　　　　　a｜b
術前および術後 1 か月のパワーベクトル解析(a)および他覚乱視度数の変化(b)を示す.

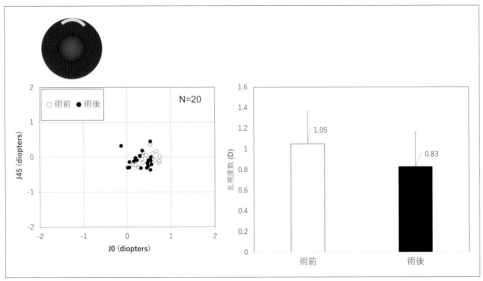

図 8. 3 mm の上方切開における惹起乱視　　　　　　　　　　　a｜b
術前および術後 1 か月のパワーベクトル解析(a)および他覚乱視度数の変化(b)を示す.

のくらいから toric ICL を選択すればよいのだろうか. 惹起乱視の効果より, 1 D を超える例は toric ICL を選択することになるのはわかる.

　そこで自覚乱視度数 0.75 D の症例に対して, non-toric ICL を用いて 3 mm 上方切開を行った群(NT 群)と toric ICL(1.0 D の乱視度数)を用いて 3 mm 耳側切開を行った群(T 群)の術後成績を後ろ向きに検討した. 両群とも 20 眼で, NT 群, T 群の術前の年齢, 等価球面度数はそれぞれ 29.1 ±5.2 歳, 30.7±6.0 歳, -5.31±2.48 D, -6.03 ±2.06 D であった. 術後 1 か月の裸眼視力の割合を図 9, 術後 1 か月の自覚乱視度数変化を図 10 に示す. 結果をみると両群とも全例 1.0 以上の裸眼視力を得ており, 自覚乱視 0.75 D であればどちらの方法でも比較的良い結果になるといえる. 一方で術後の残余乱視は T 群のほうが小さく, CI も NT 群が 0.85 に対して T 群は 0.92 とやや toric ICL を用いたほうが乱視矯正効果は良好だったと

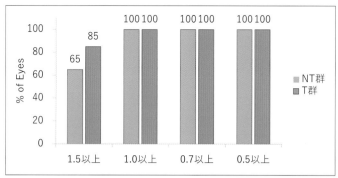

図 9. 術後1か月の裸眼視力の割合
両群とも全例1.0以上の裸眼視力を獲得できているが，
1.5以上の割合はT群のほうが高い.

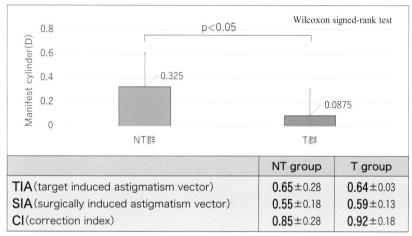

	NT group	T group
TIA(target induced astigmatism vector)	**0.65**±0.28	**0.64**±0.03
SIA(surgically induced astigmatism vector)	**0.55**±0.18	**0.59**±0.13
CI(correction index)	**0.85**±0.28	**0.92**±0.18

図 10. 術後1か月の自覚乱視度数
両群とも術後自覚乱視度数は0.5 D未満で良好であるが，
CI（correction index）はややT群のほうが高い.

いえる．本結果より toric ICL は 1.0 D 以上を適応とし，0.75 D は各症例に合わせて選択するのがよいと考える．もし，0.75〜1.0 D の自覚乱視でnon-toric ICL を用いてしっかり乱視矯正を行いたい場合は，サージカルガイダンスで乱視軸を合わせたうえで，3 mm 上方切開と対側に 1 本 LRI（limbal relaxing incision）を加える方法もある．当院では激しいスポーツをする例や患者本人がnon-toric ICL を希望する場合はこの方法を選択することもあるが，0.75〜1.0 D までであれば比較的良好な結果となる（図 11）.

Toric レンズの回転

前述の通り toric ICL は軽度〜強度まで高い乱視矯正効果を得ることができるが，注意すべき合併症としては，レンズ回転による乱視矯正効果の減弱が挙げられる．過去の toric ICL 術後 3 年以上の報告では固定位置ずれによって再度位置修正が必要となる例は約 5〜8.8%[2)6)7)] であったとされている．このなかには最初から固定位置がずれていたものと，術後経過のなかでレンズが回転しずれたものが含まれている．近年ではサージカルガイダンスの登場により前者のずれは減少しており，問題となるのは後者の経時変化のレンズ回転によるずれである．これまでこの対策としては大きめのレンズサイズを選択することであったが，レンズサイズが大きめであっても術後レンズ位置がずれてしまう例も多々あり，最近ではレンズ固定位置を縦方向にするのが有効ではないかと考えられている．ICL が固定される sulcus to sulcus（STS）

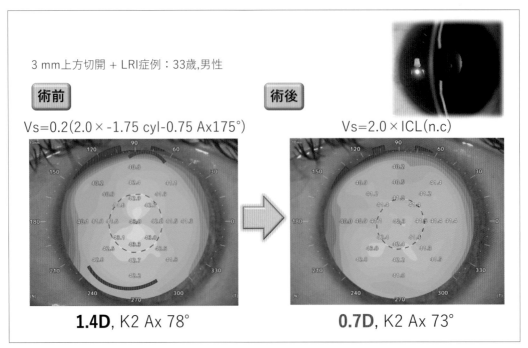

3 mm上方切開 + LRI症例：33歳,男性

術前

Vs=0.2(2.0×-1.75 cyl-0.75 Ax175°)

術後

Vs=2.0×ICL(n.c)

1.4D, K2 Ax 78°

0.7D, K2 Ax 73°

図 11. 3 mm 上方切開＋LRI 症例

サージカルガイダンスにて強主経線を設定し，上方切開に加え対側に 1 本 LRI を併用した症例.
0.75〜1.0 D 程度であれば，この方法で良好な乱視矯正効果を得ることが可能である.

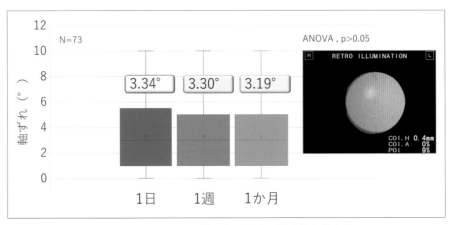

図 12. Toric ICL の縦固定における経時的な軸変化

TONOREFⅢ(NIDEK)における retro illumination モードを用いると無散瞳下でも
高確率で術後の乱視軸を観察することが可能となる．当院で toric ICL を縦固定し
た 73 眼の経時的な軸変化を示す．短期ではあるが術後 1 日〜1 か月まで軸はほとん
ど変化していない.

は眼内では垂直方向のほうが水平方向に比べて約
0.3 mm 長い[8]とされており，現に ICL を垂直方向
に固定するほうが vault は小さくなる．レンズ固
定位置として理論的には長い方向に固定したほう
が安定すると予想され，当院でも toric ICL はな
るべく垂直方向に固定する傾向にあり，まだ中期
的ではあるがレンズがずれていく例はほとんどな

い(図 12)．現在，ICL 研究会を中心にこの検証を
行うため多施設研究が始まっており，結果報告が
待たれている.

さいごに

若年者の屈折矯正手術において乱視矯正は術後
の満足度に直結するため，非常に重要な要素であ

る．LASIK，ICL とも良好な矯正効果だが，ICL のほうがより強度乱視に対しても矯正効果が高い．本稿では主に ICL における乱視矯正について現状と私見を述べたが，今後の治療に役立つことができれば幸いである．

文　献

1）Igarashi A, Kamiya K, Shimizu K, et al：Time course of refractive and corneal astigmatism after laser in situ keratomileusis for moderate to high astigmatism. J Cataract Refract Surg, **38**(8)：1408-1413, 2012.
　　Summary　強度乱視における LASIK 術前後の矯正効果と角膜形状変化を解析した文献．
2）Kamiya K, Shimizu K, Kobashi H, et al：Three-year follow-up of posterior chamber toric phakic intraocular lens implantation for moderate to high myopic astigmatism. PLoS One, **8**(2)：e56453, 2013. doi：10.1371/journal.pone.0056453.
3）Cañones-Zafra R, Katsanos A, Garcia-Gonzalez M, et al：Femtosecond LASIK for the correction of low and high myopic astigmatism. Int Ophthalmol, **42**(1)：73-80, 2022.
4）Cano-Ortiz A, Sánchez-Ventosa Á, Membrillo A, et al：Astigmatism correction with toric implantable collamer lens in low and high astigmatism groups. Eur J Ophthalmol, **32**(1)：183-192, 2022.
5）五十嵐章史：有水晶体眼内レンズによる乱視矯正．MB OCULI, **95**：25-32, 2021.
6）Sari ES, Pinero DP, Kubaloglu A, et al：Toric implantable collamer lens for moderate to high myopic astigmatism：3-year follow-up. Graefes Arch Clin Exp Ophthalmol, **251**(5)：1413-1422, 2013.
7）Kamiya K, Shimizu K, Kobashi H, et al：Three-year follow-up of posterior chamber toric phakic intraocular lens implantation for the correction of high myopic astigmatism in eyes with keratoconus. Br J Ophthalmol, **99**(2)：177-183, 2015.
8）Biermann J, Bredow L, Boehringer D, et al：Evaluation of ciliary sulcus diameter using ultrasound biomicroscopy in emmetropic eyes and myopic eyes. J Cataract Refract Surg, **37**(9)：1686-1693, 2011.

Monthly Book

OCULISTA
オクリスタ

2022.**10**月号
No.
115

知っておきたい！
眼科の保険診療

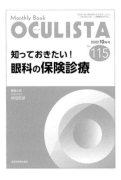

編集企画

柿田哲彦 柿田眼科院長
2022年10月発行　B5判　82頁
定価3,300円（本体3,000円＋税）

目次

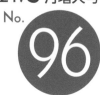

Monthly Book

OCULISTA
オクリスタ

2021.**3**月増大号
No.
96

眼科診療
ガイドラインの
活用法

編集企画

白根雅子 しらね眼科院長
2021年3月発行　B5判　156頁
定価5,500円（本体5,000円＋税）

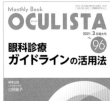

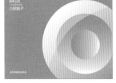

目次

全日本病院出版会　〒113-0033 東京都文京区本郷 3-16-4　Tel：03-5689-5989
www.zenniti.com　　　　　　　　　　　　　　　　　　　Fax：03-5689-8030

MB OCULI. No. 135 : 63−70, 2024

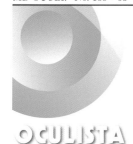

特集／押さえておきたい乱視・収差の診かた―診断のポイントと対処法―

残余乱視の視機能への影響

渋谷恵理*

Key Words : 残余乱視(postoperative astigmatism)，視機能(visual function)，眼内レンズ挿入眼(intraocular lens implantation eye)，瞳孔径(pupil diameter)，シミュレーション像(simulation image)

Abstract : 白内障手術では，術後には乱視をなるべく残さないように眼内レンズ(IOL)を選択することが望まれているが，角膜全乱視が完全に矯正されずに残存する場合や軸ずれ，術後トーリック IOL の回旋により乱視が残ることがある．

　フォーカス距離における裸眼視力は乱視量が多いほど低下することは知られているが，デフォーカス距離における裸眼視力への影響は屈折値によって異なる．また残余乱視の影響は瞳孔径が大きいと顕著になるが，小瞳孔眼ではその影響は少ない．IOL の種類により残余乱視に対する許容性は異なり，単焦点 IOL に比べ，3 焦点・連続焦点 IOL では軽度乱視でも裸眼全距離視力は著明に低下する．本稿では単焦点，高次非球面，低加入度数分節型，焦点深度拡張型，3 焦点，連続焦点など，各 IOL 別での残余乱視と術後視機能について自験例を中心に提示し解説する．

はじめに

　乱視は視機能を低下させることが知られており，これまで視力[1)]，実用視力[2)]，動体視力[3)]，コントラスト感度[4)5)]，読書能力[6)]，立体視[7)]など，様々な視機能検査で評価されている．一般的に乱視眼の見え方は乱視が強くなるほど像のぼけは強くなり，倒乱視と直乱視ではランドルト環の判別しやすい方向は異なる(図1)．乱視の視機能への影響は，屈折値，瞳孔径，眼内レンズ(IOL)の光学特性により異なる．ここでは IOL の種類別で残余乱視による視機能への影響を解説する．

単焦点 IOL

　図2は単焦点 IOL 挿入眼(正視)について，完全矯正の乱視 0 D 群と乱視 1.0 D 群(等価球面値 0

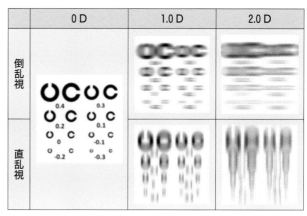

図 1. Retinage® によるシミュレーション画像
（瞳孔径 3 mm）

D)での遠方視力で，乱視 0 D に比べ乱視 1.0 D の遠方視力は単焦点 IOL でも有意に低下し，平均で 0 logMAR 未満になることがわかる．0 logMAR（小数視力 1.0）以上が得られる割合は乱視 0 D では 100%であったのに対し，乱視 1.0 D では

* Eri SHIBUYA, 〒920-0293　石川県河北郡内灘町大学 1-1　金沢医科大学眼科学講座

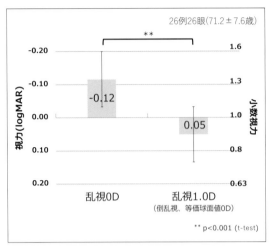

図 2. 単焦点 IOL 症例における等価球面値が
±0 D のときの遠方視力と乱視の影響

34.6％となり多くの症例で遠方裸眼視力は 1.0 未満となる.

　図 3 は近方狙いにした症例において等価球面値−2.5 D に補正したときの近方 30 cm，40 cm，50 cm と遠方視力について，乱視なし，0.5 D の倒乱視，1.0 D の倒乱視群で比較したものである．ターゲット距離である 40 cm では乱視なしに比べ乱視 1.0 D は視力が有意に低下し，30 cm，50 cm

でも有意差はないが乱視 1.0 D で最も不良となる．40 cm 視力が小数視力 1.0 以上の症例は 40.7％であったのに対し，乱視 1.0 D では 3.7％まで大きく低下した．乱視 1.0 D を残すと良好な近方視力が得られず満足度が低くなる可能性がある．

　単焦点 IOL 挿入後正視眼の症例について，残余乱視なしと残余乱視 1.0 D での遠見と中間，近距離の視力を比較する（図 4）と，遠方視力は乱視が 1.0 D あると有意に低下したが，中間から近距離では乱視が 1.0 D あるほうが有意に良好だった．これは偽調節効果が考えられるが，過去の報告によっては単焦点 IOL 挿入眼であってもわずかに調節力はあるものの，乱視の有無や乱視の方向による偽調節効果はあまりみられないという既報では，乱視の方向によって偽調節量に関連する因子が異なる（乱視なしでは角膜多焦点性，倒乱視では瞳孔径と屈折乱視，直乱視群ではコマ収差が影響する）と報告[8]している．さらに網膜像のぼけに対する大脳の高次中枢の処理能力[9]など，様々な

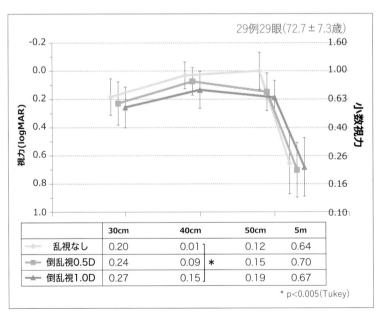

	30cm	40cm	50cm	5m
乱視なし	0.20	0.01	0.12	0.64
倒乱視0.5D	0.24	0.09	0.15	0.70
倒乱視1.0D	0.27	0.15	0.19	0.67

* p<0.005(Tukey)

図 3. 単焦点 IOL 挿入眼における等価球面値が−2.5 D のときの
遠方・近方視力と乱視の影響

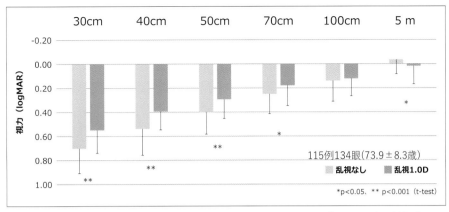

115例134眼(73.9±8.3歳)

■ 乱視なし ■ 乱視1.0D

*p<0.05, ** p<0.001 (t-test)

図 4. 等価球面値±0Dに補正された単焦点IOL挿入眼の残余乱視と全距離視力

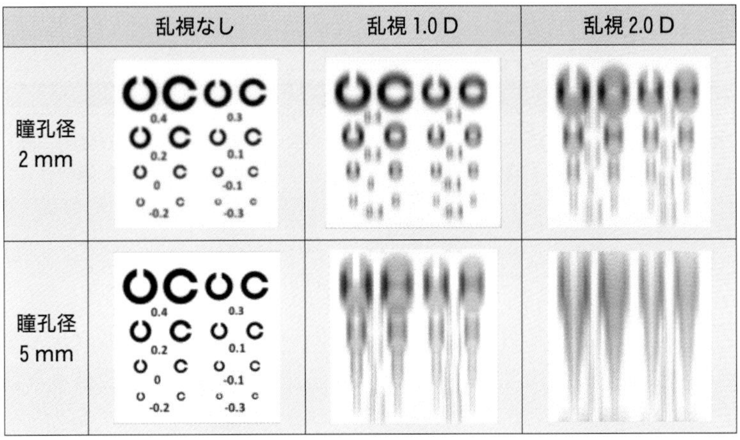

	乱視なし	乱視 1.0 D	乱視 2.0 D
瞳孔径 2 mm			
瞳孔径 5 mm			

図 5. 乱視と瞳孔径の関係(Retinage®によるシミュレーション画像,ただし高次収差は加味していない)

要素が影響することが報告されている. 症例によっては正視眼でも偽調節効果のない場合もある. 偽調節効果を術前に予測することは難しいので, 正視で乱視1.0Dを残すのであれば, −0.5D狙いにして乱視を完全矯正したほうが安定した全距離視力が得られる可能性が高い.

1. 単焦点IOL挿入眼における乱視と瞳孔径の関係

単焦点IOL挿入眼において乱視が裸眼視力に影響を与える因子について, 乱視量が多いほど裸眼視力は低下するが, 直乱視は倒乱視や斜乱視より良好となる[10]. 倒乱視は瞳孔径にかかわらず遠見裸眼視力が低下し, 2.9 mmを超える瞳孔径の場合は乱視軸方向に関係なく裸眼視力が低下することも報告[2)11)]されている. 山本ら[12)]は若年者正視眼での乱視および瞳孔径の遠方視力への影響を検討し, 瞳孔径2〜5 mmでの乱視度数別の視力は乱視0Dおよび0.5Dでは瞳孔径にかかわらず遠方視力は良好だが, 乱視が1.0D以上あると瞳孔径が大きいほど遠方視力は有意に低下すると報告している. 光学ソフトを用いて乱視量と瞳孔径の関係をシミュレーション像で検証すると, 乱視がない場合, 瞳孔径は視力に影響はないが, 乱視1.0D以上では瞳孔径が大きいほど視力は低下する(図5).

高次非球面IOL

保険適用である高次非球面IOLのTECNIS Eyhance™(Johnson & Johnson vision)は, レンズの中心約2 mmに+0.5Dのなだらかな高次非球面構造があり, 中間距離視力が従来の単焦点IOLより良好なIOLである.

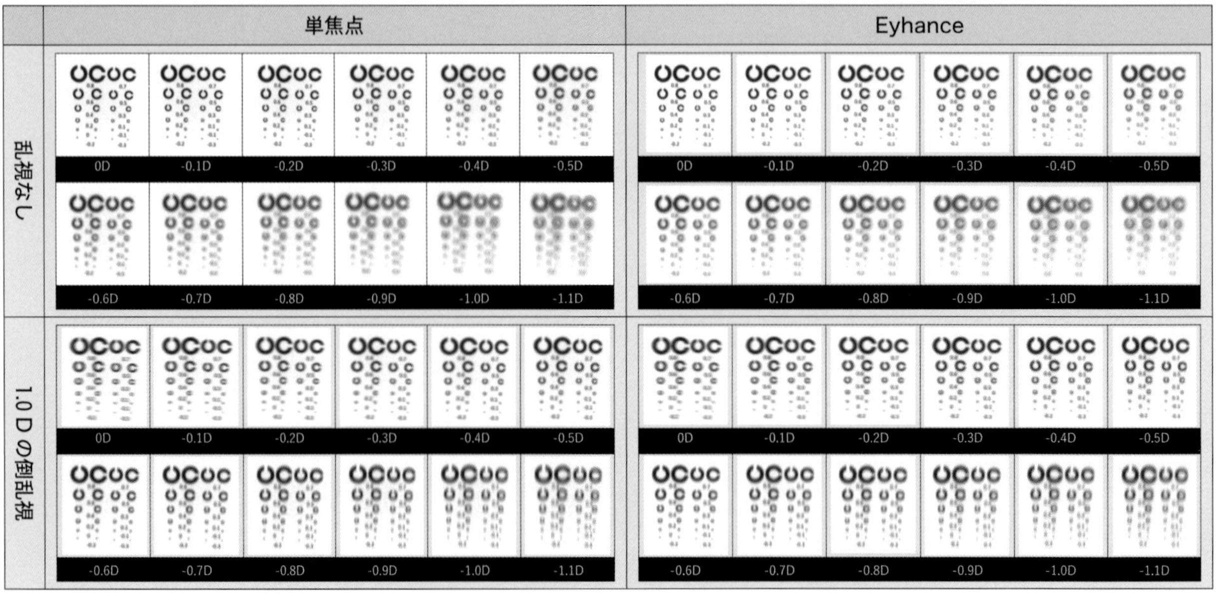

図 6. 実際の IOL を模型眼に入れて取得した単焦点と Eyhance の乱視 0 D と 1.0 D の倒乱視（瞳孔径 2.6 mm）の付加度数別ランドルト環シミュレーション像

（Lente Verde 研究所　大沼一彦先生のご厚意による）

　図 6 は模型眼を使って得た付加度数別のランドルト環像で，非球面単焦点 IOL である TECNIS® OptiBlue® と TECNIS Eyhance™の遠方から 90 cm の網膜シミュレーション像を示したものである．上段が乱視なし，下段が 1.0 D の倒乱視の状態である．単焦点では乱視がある状態で遠方の像がややぼやけているが，中間は偽調節効果のためか軽度の乱視があるほうが像はやや良好のようにみえる．高次非球面 IOL では乱視がないと下段の中間距離の像が単焦点 IOL より鮮明であり明視域が拡大していることがわかる．乱視 1.0 D では単焦点 IOL と同様に遠方の像がややぼやけているが，乱視による偽調節効果は少ないようである．遠方狙いの場合，高次非球面 IOL では単焦点 IOL でみられる軽度の乱視による明視域拡大効果は少なく，全距離で解像度は低下するため乱視は完全矯正がよいと考えられる．

低加入度数分節型 IOL

　保険適用の低加入度数分節型 IOL である LENTIS® Comfort（参天）は，遠用ゾーンと+1.5 D の中間距離用ゾーンの 2 つの単焦点を扇型のデザインで組み合わせた Dual Monofocal IOL で，遠方から中間距離まで良好な視力が獲得でき，明視域を拡張させるように設計された IOL である．

　図 7 は LENTIS 挿入眼で等価球面値を 0 D として補正した全距離視力について，乱視なし，0.5 D，1.0 D，1.5 D の直乱視で乱視の影響を見たものである．30～70 cm は残余乱視の影響は少なく，乱視量が多いと視力が低下する傾向があるが乱視なしと比較しても有意差はないが，100 cm 視力は乱視 1.5 D 以上で，5 m 視力は乱視 1.0 D 以上で乱視なしより有意に低下する．したがって，残余乱視は 1.0 D 未満にすることが必要であると言える．

　LENTIS は近方狙いでの使用も有用である．LENTIS は IOL 面で 1.5 D の加入，眼鏡面では 1.06 D 相当の加入に相当し[13]，理論上は LENTIS 挿入後正視眼であればフォーカス位置は遠方および中間距離領域の 94 cm となるが，LENTIS 挿入後−1.5 D の近視眼のフォーカス位置は 67 cm および 39 cm となり，理論上，中間距離だけでなく近見まで良好な裸眼視力が得られるはずである．

　図 8 は等価球面値−1.5 D の LENTIS 挿入眼の全距離視力について乱視なし，0.5 D，1.0 D の直乱視で乱視の影響を見た結果である．乱視なしでは，近方から中間距離まで良好な視力が得られて

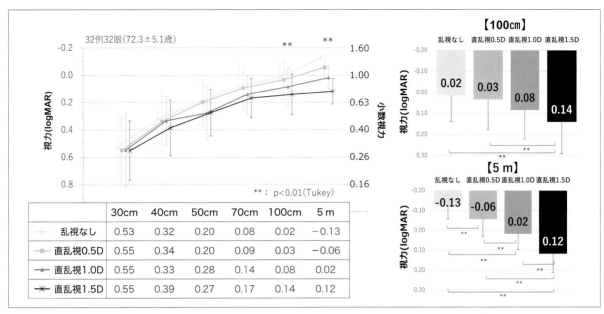

図 7. 等価球面値 ± 0 D に補正された LENTIS 挿入眼の乱視と全距離視力

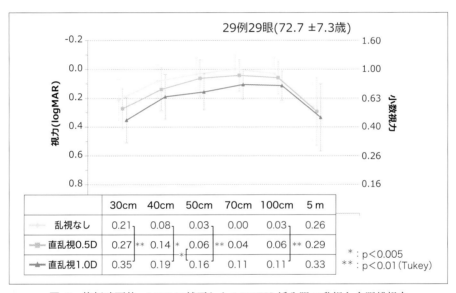

図 8. 等価球面値 − 1.5 D に補正した LENTIS 挿入眼の乱視と全距離視力

おり，これは単焦点 IOL − 2.5 D（図 3）とほぼ同等である．遠方も 0.26 logMAR（小数視力 0.55）であり，単焦点 IOL の 0.64 logMAR（小数視力 0.23）に比べ著しく良好であり，両眼であれば運転時以外はほぼ裸眼での日常生活が可能な視力が得られる．30 cm，40 cm，50 cm，100 cm 視力は乱視 1.0 D で有意に低下するが，遠見視力には差はない．LENTIS 挿入眼では残余乱視が 1.0 D 以上あると正視眼で 5 m から 100 cm，− 1.5 D の近視眼では 100 cm から近方で視力が低下する．い

ずれもフォーカス距離で残余乱視の影響が大きくなる．

焦点深度拡張型 IOL

選定療養の IOL である焦点深度拡張型の TEC-NIS Symfony®（Johnson & Johnson vision）は + 1.75 D 加入の回折型多焦点 IOL で，独自のエシェレット回折構造により焦点深度を拡張させており，中間の落ち込みがない defocus curve が特徴である．

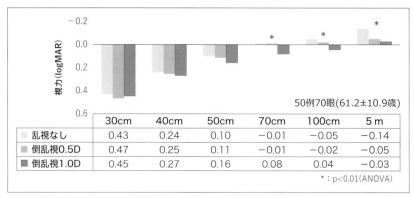

図 9. 等価球面値 ± 0 D に補正された Symfony 挿入眼の乱視と全距離視力

	30cm	40cm	50cm	70cm	100cm	5 m
乱視なし	0.43	0.24	0.10	−0.01	−0.05	−0.14
倒乱視0.5D	0.47	0.25	0.11	−0.01	−0.02	−0.05
倒乱視1.0D	0.45	0.27	0.16	0.08	0.04	−0.03

50例70眼(61.2±10.9歳)

* : p<0.01(ANOVA)

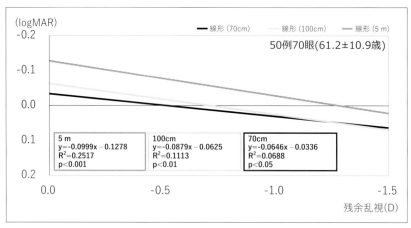

図 10. Symfony 挿入眼における残余乱視と裸眼全距離視力の関係

図 9 は Symfony 挿入眼の全距離視力について，乱視なし，0.5 D，1.0 D の影響を検討したものである．残余乱視が増加すると 70 cm，100 cm，5 m 視力は有意に低下した．図 10 は実際に乱視が残存した症例の残余乱視量と 70 cm，100 cm，5 m 視力である．最大 1.5 D の残余乱視症例がおり，乱視方向は加味していないが，残余乱視が増加すると 70 cm，100 cm，5 m 視力は有意に低下した．Symfony 挿入眼の残余乱視の影響は 30 cm，40 cm の近見では比較的少なく，フォーカス距離で 5 m での影響が最も大きく，100 cm，70 cm でも残余乱視は視機能に影響すると考える．

3 焦点・連続焦点型 IOL

選定療養の IOL である 3 焦点の PanOptix®(Alcon)は遠方，中間 60 cm，近方 40 cm に焦点のある老視矯正 IOL である．図 11 に乱視なし群と乱視 0.5 D，1.0 D 群で比較した 3 焦点 IOL 挿入眼の焦点深度曲線を示す[14]．乱視 0 D 群と乱視 0.5 D 群では，0 D では乱視 0 D 群が有意に良好で，+0.5 D 〜 −2.5 D まで 0.1 logMAR より良好な視力が得られた．乱視 1.0 D 群は乱視なし群に比べ 0 D および −0.5 D で有意に不良となった．PanOptix® 挿入眼は 0.5 D の乱視でも遠見視力が低下するため，乱視がない完全矯正が望ましい．

連続焦点型 IOL の TECNIS Synergy®(Johnson & Johnson vision)は 2 焦点 IOL である TECNIS® Multifocal と焦点深度拡張型 IOL である TECNIS Symfony® のテクノロジーの融合により，遠方から手元まで連続的で幅広い見え方ができるのが特徴である．図 12 には Synergy 挿入眼の焦点深度曲線を示す．乱視 0 D 群と乱視 0.5 D 群では，±0 D または −3.0 D で乱視 0 D 群が有意に良好だったが，それ以外は有意差を認めなかった．乱視 1.0 D 群は乱視 0 D 群に比べ 0 D 〜 −3.0 D で有意に不良となる Synergy 挿入眼では 0.5 D の残

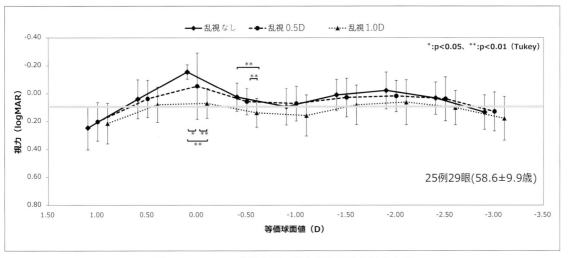

図 11. PanOptix® 挿入眼の残余乱視別焦点深度曲線

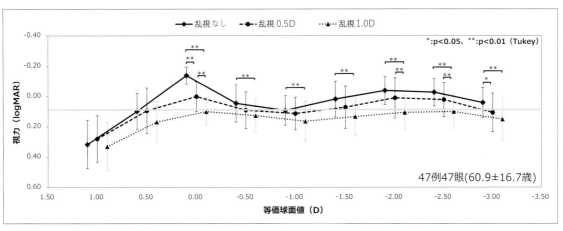

図 12. Synergy 挿入眼の残余乱視別焦点深度曲線

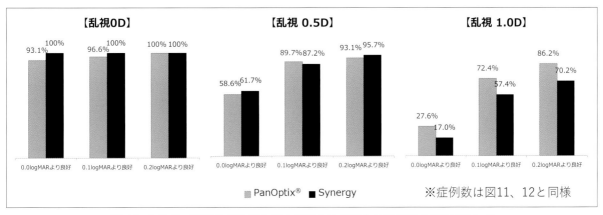

図 13. 3焦点・連続焦点型 IOL 挿入眼における残余乱視量別での遠見視力が
0.0, 0.1, 0.2 logMAR より良好だった症例の割合(等価球面値±0 D に補正)

余乱視で遠見視力が低下し，1.0 D で中間から近見視力も低下するため，乱視矯正は必須となる．

図 13 には PanOptix® および Synergy 挿入眼に

おける残余乱視の影響を遠見視力が 0.0 logMAR，0.1 logMAR，0.2 logMAR より良好だった症例の割合について比較したものを示す．正視

でも 0.5 D の乱視が残存すると視力 0.0 logMAR
より良好となる割合は PanOptix® 挿入群が
58.6％, Synergy 挿入群が 61.7％で, 乱視がない
場合より低下するが, 0.5 D の軽度の乱視であれ
ば両群で差はほとんどない. しかし, 乱視量が多
くなると Synergy のほうがやや低下する傾向が
みられた.

さいごに

各種 IOL により残余乱視の影響は異なり, 明視
域拡大効果の大きい IOL でよりその影響は強い
ため, 乱視の完全矯正が術後良好な視機能獲得に
重要である. 瞳孔径に関しては小瞳孔眼では残余
乱視の影響は軽減されるが, 瞳孔が大きい症例で
はその影響は顕著になるため, トーリック IOL 適
応の決定において瞳孔径の考慮は必須である.

文 献

1) Singh A, Pesala V, Garg P, et al：Relation between uncorrected astigmatism and visual acuity in pseudophakia. Optom Vis Sci, **90**(4)： 378-384, 2013.
2) Watanabe K, Negishi K, Dogru M, et al：Effect of pupil size on uncorrected visual acuity in pseudophakic eyes with astigmatism. J Refract Surg, **29**(1)：25-29, 2013.
3) Gantz L, Paritzky D, Wunch I, et al：Validation of the DYOP visual acuity test. J Optom, **16** (4)：268-276, 2023.
4) Hasegawa Y, Hiraoka T, Nakano S, et al：Effects of astigmatic defocus on binocular contrast sensitivity. PLoS One, **13**(8)：e0202340, 2018.
5) 長谷川優実：【乱視 視機能への影響と各種治療アップデート】乱視眼の視機能. IOL & RS, **36** (3)：356-361, 2022.
6) Serra P, Chisholm C, Sanchez Trancon A, et al： Distance and near visual performance in pseudophakic eyes with simulated spherical and astigmatic blur. Clin Exp Optom, **99**(2)：127-134, 2016.
7) Pesala V, Garg P, Bharadwaj SR：Binocular vision of bilaterally pseudophakic eyes with induced astigmatism. Optom Vis Sci, **91**(9)： 1118-1128, 2014.
8) Yamamoto T, Hiraoka T, Oshika T：Apparent accommodation in pseudophakic eyes with refractive against-the-rule, with-the-rule and minimum astigmatism. Br J Ophthalmol, **100** (4)：565-571, 2016.
9) 山本修一, 安達恵美子, 黒田紀子：パターン視覚誘発電位による調節力の他覚的検討―正常人における加齢による変化―. 日眼会誌, **92**：981-986, 1988.
10) Hasegawa Y, Honbo M, Miyata K, et al：Type of residual astigmatism and uncorrected visual acuity in pseudophakic eyes. Sci Rep, **12**(1)： 1225, 2022.
11) Kamiya K, Kobashi H, Shimizu K, et al：Effect of pupil size on uncorrected visual acuity in astigmatic eyes. Br J Ophthalmol, **96**(2)：267-270, 2012.
12) 山本真也, 魚里 博, 川守田拓志ほか：乱視の瞳孔依存性 ―視機能への影響―. 視覚の科学, **31** (4)：134-139, 2010.
13) 清水公也：多焦点眼内レンズとの付き合い方. 日本白内障学会誌, **34**：15-22, 2022.
14) 國正 茜, 高山綾子, 鵜飼祐輝ほか：3 焦点眼内レンズ挿入眼の残余乱視と焦点深度曲線. 日本白内障学会誌, **33**(1)：75-80, 2021.

Summary PanOptix® 挿入眼では, 正視かつ残余乱視−0.5 D 以下とすることで高い患者満足度が得られることを示した文献.

MB OCULI. No. 135 : 71 – 79, 2024

特集／押さえておきたい乱視・収差の診かた―診断のポイントと対処法―

残余乱視への対処法
―術後軸回旋と対処法―

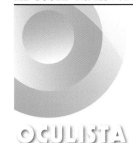

後藤憲仁*

Key Words : トーリック眼内レンズ(toric intraocular lens),角膜乱視(corneal astigmatism),残余乱視(residual astigmatism),軸ずれ(misalignment),回旋(rotation),位置補正手術(repositioning surgery)

Abstract : トーリック眼内レンズ(IOL)による乱視矯正は,昨今の屈折矯正を意識した白内障手術において必要不可欠である.トーリック IOL 挿入後の特有な術後合併症として残余乱視がある.残余乱視の原因として,白内障術後惹起乱視,術前角膜乱視評価の誤差,トーリック IOL スタイル選択のエラー,術中 IOL 挿入時の軸ずれ,術後 IOL 回旋の軸ずれがある.白内障手術の小切開化による惹起乱視の軽減,様々な検査機器の進歩による角膜乱視評価の向上,トーリックカリキュレーターの進歩,術中ガイドシステムや術中波面収差計の登場,囊内安定性の向上した IOL のアップデートに伴い,トーリック IOL の乱視矯正精度が向上している.一方で,未だに解決していない問題として IOL 術後回旋がある.本稿では,トーリック IOL の残余乱視に関する改善点と評価法,術後回旋の原因と軽減するための工夫,対処法について述べる.

はじめに

トーリック眼内レンズ(intraocular lens:以下,IOL)は,日本発祥の IOL であり,1994 年に世界で初めて Shimizu らにより報告された[1].当時のトーリック IOL はスリーピース polymethylmethacrylate(PMMA)製(NT98B, NIDEK 社)であり,切開創が大きかったため術後惹起乱視が大きく,約 20%の症例で 30° 以上の術後回旋を生じた.それから 15 年後の 2009 年にシングルピースアクリル製トーリック IOL(AcrySof IQ TORIC, Alcon 社)が登場し,小切開対応のため惹起乱視の問題が少なくなり,術後の囊内安定性が向上し,術後回旋が少なくなり[2],広く使用されることとなる.

トーリック IOL 特有の術後合併症として,残余乱視がある.残余乱視の原因は多岐にわたるが主な原因として,手術による惹起乱視(surgical induced astigmatism:以下,SIA),術前角膜乱視評価のエラー,トーリック IOL スタイル選択のエラー,術中のトーリック IOL 挿入時の軸ずれ,術後の IOL 回旋による軸ずれが考えられる.これらの問題点は,周辺機器やトーリックカリキュレーター,トーリック IOL そのものの改良・進歩により改善されている.一方で,術後に大きな残余乱視を生じ,手術介入による対応を要する場合がある.本稿では,トーリック IOL の残余乱視に関する改善点と評価法,術後回旋の原因と軽減するための工夫,対処法について述べる.

トーリック IOL の残余乱視に関する改善点

1.白内障手術後 SIA

2023 年度の日本白内障屈折矯正手術学会の Clinical Survey[3]によると,主に用いている切開創サイズが「3.1 mm 以上」が 1.8%とごくわずかであり,「2.3～2.4 mm」が最多の 58.9%であった.小切開創による白内障手術が一般的になって

* Norihito GOTOH,〒335-0021 戸田市大字新曽796 戸田ごとう眼科

おり，SIA は小さくなってきている．一方で，正確なトーリック IOL スタイル決定のために，SIA を把握することは必要不可欠である．SIA は IOL・インジェクターの種類，術式や術者によって異なること[4]から，それぞれのパーソナル SIA を知っておくことが望ましい．インターネット経由で Hill の Surgically Induced Astigmatism Calculator をダウンロードすることができ，術前後の角膜曲率半径・乱視軸から簡便に算出できる．

問題なく白内障手術が終了しても，術直後に SIA が強く出てしまう症例に遭遇することがある．術後数か月すると改善することがあるため，まずは慌てずに経過観察すべきである．

2．術前角膜乱視評価

術前角膜乱視の評価として，従来からあるケラトメータでは，角膜前面の屈折力を測定し，換算屈折率（1.3375）を用いて角膜全屈折力を算出している．その後，Scheimpflug や swept source 光干渉断層計（optical coherence tomography：以下，OCT）によるバイオメトリーの登場により，角膜後面乱視を考慮した評価が可能になり，角膜後面は平均 0.3 D の倒乱視であること[5]や内部収差の影響もわかってきた．光眼軸長測定装置である IOL マスター 700（ZEISS 社）では，角膜前面をケラトメトリー，後面を OCT で測定した角膜全屈折力が実測でき，専用の IOL 計算式が搭載されている．周辺機器の進歩により，術前角膜乱視の評価は向上していると言える．

3．トーリック IOL スタイル決定

トーリック IOL のスタイル決定には，一般にトーリックカリキュレーターを用いる．前述の通り，角膜後面乱視を考慮した計算式や effective lens position（以下，ELP）を考慮したもの，最近では Kane 式に代表される人工知能を取り入れたカリキュレーターが登場し，精度が高いことが報告されている[6]．スタイル決定のカリキュレーターは，単純なノモグラムから始まり，方程式，人工知能と変遷してきている．

4．術中のトーリック IOL の軸合わせ

術前検査の座位から術中姿勢の仰臥位へ体位変換すると眼球回旋が起こることを考慮し，事前に印をつけるアナログなマニュアルマーキング法は有効な方法である一方で，事前につけたマーキングが薄くなることや，事前に印をつける必要がある煩雑さが否めなかった．VERION Image Guided System（Alcon 社）[7]や CALLISTO eye（ZEISS 社）[8]に代表されるガイドシステムは術前に測定した乱視軸データを術野に目標乱視軸をオーバーレイ表示することができる．術中波面収差測定装置である ORA System（Alcon 社）[9]は手術顕微鏡に付属搭載するシステムであり，術中にリアルタイムで全乱視量が測定でき，乱視量が最小になる位置にトーリック IOL を固定することが可能である．これらの登場により，アナログマーキングが不要になり，高い精度の乱視矯正が可能になってきている[10]．

トーリック IOL 挿入術の残余乱視評価

トーリック IOL 挿入後の乱視矯正効果にかかわる要因は多岐にわたり，残余乱視の原因を探る必要がある．裸眼・矯正視力，オートレフ・自覚の乱視量やトーリックマークが目標通りに固定されているかに加えて，角膜形状や IOL の位置などを総合的に評価する．

総合評価の有用なデバイスとしては，波面センサーと前眼部 OCT が挙げられる．波面センサーは全眼球，角膜，眼内収差を分けて測定できるため，残余乱視評価に有効である．前眼部 OCT である CASIA® 2（トーメーコーポレーション）は，IOL のトーリックマークと角膜形状解析を同時に撮影できる．

また，オンライン上のカリキュレーターからトーリック IOL の乱視矯正効果や IOL 軸の位置補正のデータを算出することができる．American Society of Cataract and Refractive Surgery（以下，ASCRS）の Toric Results Analyzer では，必要なデータは IOL モデルと球面度数，挿入予定

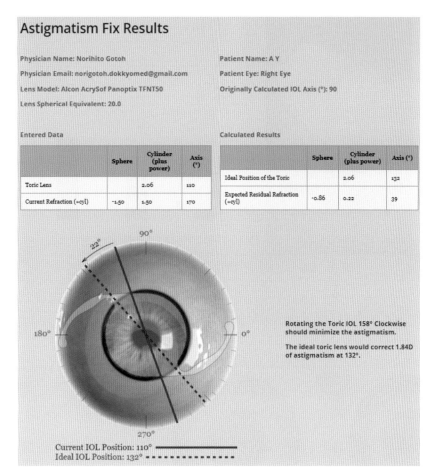

図 1. ASCRS ウェブサイトによる Toric Results Analyzer
トーリック IOL モデルと球面度数，挿入予定軸と挿入後の軸，術後屈折値，
裸眼・矯正視力を入力することで，IOL 位置調整のデータを算出できる（青実
線が現在の挿入軸，赤点線が補正すべき軸）．

軸と挿入後の軸，術後屈折値，裸眼・矯正視力の
みで，IOL 位置調整や交換に関するデータを算出
できる（図 1）．Asia-Pacific Association of Cata-
ract and Refractive Surgeons（以下，APACRS）の
Barrett Rx Formula でも，IOL 交換やピギーバッ
ク IOL のモデル・挿入軸を算出することができる．

トーリック IOL の術後回旋の原因

前述の通り，バイオメトリーやカリキュレー
ターの進歩やガイドシステムにより，術前角膜乱
視の評価，トーリックスタイルの決定や術中軸合
わせのエラーは少なくなっている．一方で未だに
解決していない問題点として IOL の術後回旋が
ある．

周知の通り，トーリック IOL は軸が 3°ずれるご

とに 10％矯正効果が減弱し，30°のずれでは矯正
効果がなくなる[11]．IOL 術後回旋は術直後 1 時間
以内に起こっていることが報告されている[12]．術
後回旋を生じる原因として，①IOL と水晶体嚢の
接着不足，②不安定な前房，③IOL のデザインと
材質，④水晶体嚢の収縮などが考えられる[13]．

IOL と水晶体嚢の接着不足の要因としては，嚢
が大きいこと（長眼軸長），粘弾性物質（ophthal-
mic viscosurgical device：以下，OVD）の残存，
IOL の全長が短いこと，IOL 支持部の開きが遅い
こと，アトピー性白内障などがある．

筆者はトーリック IOL の術後回旋に関与する
要因を解明するため，実験的検証を行った[14]．ま
ず，術直後の体動と OVD の影響を検証するため，
豚眼に白内障手術を施行し，顔面模型に固定し，

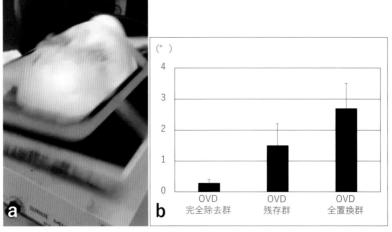

図 2. 水平・上下・円運動の振盪付加による IOL 回旋
OVD が残存するほど IOL 回旋量が大きかったが，臨床的にはあり
えない OVD 全置換群においても回旋は 5° 未満であった.

（文献 14 より引用）

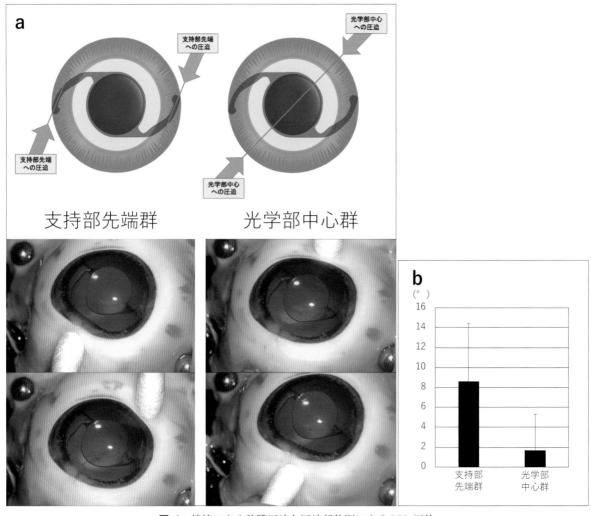

図 3. 綿棒による強膜圧迫と圧迫部位別による IOL 回旋
支持部先端を圧迫した群の IOL 回旋量は，光学部中心に向かって圧迫した群より有意に大きかった.

（文献 14 より引用）

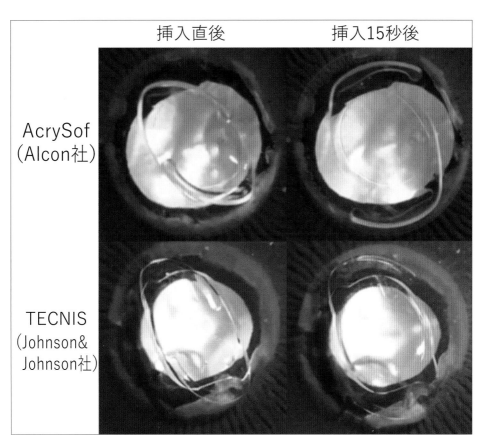

| 挿入直後 | 挿入15秒後 |

AcrySof（Alcon社）

TECNIS（Johnson&Johnson社）

図 4. Miyake-Apple 法による IOL 別のレンズが開くまでの時間
前房内温度を 28℃に一定にして，IOL の開放時間を比較すると，AcrySof は TECNIS より，支持部・光学部ともに開くスピードが早かった．

（文献 14 より引用）

30 秒間，Wave Mixer(WEB-30，AS ONE 社)で水平・上下・円運動の振盪付加をかけ，振盪後の IOL 回旋量を測定した(図 2-a)．前房・囊内を凝集型 OVD を全置換した群，囊内(IOL 下)のみ OVD を残存させた群，OVD を完全除去した群で比較すると，OVD が残存するほど IOL 回旋量が大きかった(図 2-b)[14]．一方で，実臨床ではありえない OVD 全置換群であってもその回旋量が 5° 未満と少なく，その他の要因の影響が示唆された．

MQA による圧迫や開瞼器やドレープを外す際など，ある程度眼球に外力が加わっている可能性がある．そこで，術直後に眼球にかかる外力の影響を検証した．豚眼に白内障手術を施行し，眼圧を 20 mmHg に統一し，角膜輪部から 2 mm の強膜を，支持部先端と支持部から離れた光学部中心を 3 回×3 セットで，綿棒で圧迫し(図 3-a)，回旋量を測定した．支持部先端を圧迫した群では回旋量が 8.6±5.8° と，光学部中心圧迫群の 1.7±3.6°

より有意に多かった(図 3-b)[14]．こういった外力は，術直後の前房の不安定に至る可能性が示唆された．

IOL のデザインと材質は，1 ピースより 3 ピース，アクリル製よりシリコーン製のほうが回旋しやすいことが知られており，現在のトーリック IOL のプラットフォームは，1 ピースアクリル製が主流になっている．

アトピー性皮膚炎に合併する白内障におけるトーリック IOL 回旋は，通常の術直後に発生する回旋とメカニズムが異なる．IOL 挿入後に囊に残存した水晶体上皮細胞から分泌される線維性増殖膜で IOL が覆われることにより固定されるが，アトピー性白内障では前後囊の癒着が起こらず，IOL 回旋や脱臼をきたす可能性があり，術後 2 年でトーリック IOL 回旋を認めた症例も報告されており[15]，注意が必要である．

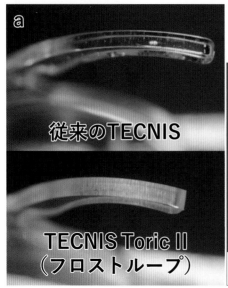
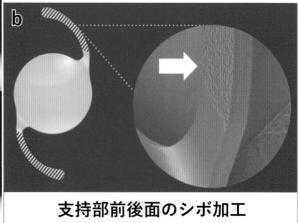

図 5. 嚢内安定性を高めるための IOL の支持部加工
a：TECNIS Toric II では，支持部研磨を抑え，バリを残すことで，IOL 回旋を
予防している（Johnson & Johnson 社ウェブサイトより引用）.
b：Vivinex シリーズでは，支持部前後面のシボ加工により，光学部への貼り
つきを抑え，IOL の開放時間が早くなり，旧モデルと比較して，全長が 13.0
mm に伸展している（HOYA 社ウェブサイトより引用）.

トーリック IOL の術後回旋を軽減するための試み

　前述の通り，IOL 術後回旋の要因は様々である
が，IOL の改良や手術手技の工夫により軽減して
きている.

1．トーリック IOL の工夫

　本邦におけるトーリック IOL 回旋に関する多
施設後ろ向き研究で，IOL の位置補正を要した症
例は 0.944％であったと報告している[16].3種の
IOL 別の検討では，AcrySof（Alcon 社）が 0.213％，
TECNIS（Johnson & Johnson 社）が 1.797％，
HOYA 355（HOYA 社）が 1.942％と AcrySof で有
意に低かった.AcrySof が他の IOL と比較してレ
ンズの開放が早いことが要因として考えられた.
豚眼による Miyake-Apple 法を用いた IOL 開放時
間の検証でも，AcrySof が TECNIS より，光学部
も支持部もともに早かった[14]（図 4）.

　別のアプローチとして，TECNIS Toric II シ
リーズ（Johnson & Johnson 社）では，「フロスト
ループ」と呼ばれる支持部の工夫により水晶体嚢
との物理的な摩擦力を向上させることで，回旋を
抑制している[17].従来の TECNIS は支持部をタン

ブリング研磨してつるつるに磨き上げていたが，
Toric II ではタンブリングの際に支持部をテープ
コーティングすることで，あえてバリを保護した
（図 5-a）.

　Vivinex シリーズ（HOYA 社）では，後発白内障
抑制目的で光学部後面に施された UV オゾン処理
により，IOL と後嚢の接着性が向上しており[18]，
支持部前後面のシボ加工（図 5-b）により，支持部
と光学部の貼りつきが抑えられ IOL の開放時間
が早くなり，さらに全長が全モデル（355）の 12.5
mm から 13.0 mm に伸長されたため，IOL 回旋が
抑制されている[19].

2．手術手技の工夫

　トーリック IOL における基本的な手術手技は
通常の白内障手術と変わらない.IOL の嚢内安定
性を高めるため，continuous curvilinear capsu-
lorhexis（以下，CCC）を大きく作りすぎず，光学
部をコンプリートカバーさせること[20]，OVD を十
分に除去すること，IOL が十分に開ききるまで待
つこと，前房の安定性が重要である.

　筆者がトーリック IOL 挿入時に心がけている
コツを紹介する.IOL 挿入後に角膜と IOL 上の

Purkinje-Sanson 像が一致する位置に眼球を合わせる．一般に OVD 除去や創口の hydration の際に IOL が時計回りに回転する場合があるため，大まかに目標軸の手前 10° 程度にトーリックマークを合わせておく．次に，IOL 後面の OVD を十分に除去したのち，一度 irrigation and aspiration（以下，I/A）チップを前房から抜き，創口閉鎖が得られるように hydration を行う．再度 I/A を挿入し，前房内の OVD を除去し，I/A チップ先端で IOL を回しながらトーリックマークを目標軸に合わせたのち，I/A チップで軽く IOL 光学部を抑えながら 30 秒間以上灌流・吸引を続け，IOL のばたつきがなくなり支持部が開ききるのを待つ．また，I/A チップを前房から抜く際に前房虚脱を防ぐため，瞬時に創口を MQA または指で抑えるようにしている．この時点で軸ずれがあれば，再度 I/A チップを用いて微調整するか，大きな調整を要する場合は，トーリック IOL 位置合わせ用の灌流付きフック[21]を用いて軸合わせしている．最終的な眼圧調整の際に，眼圧を上げ過ぎないように心がける．過度に眼圧を上げると，水晶体嚢が伸展し，IOL が回転しやすくなる．創口閉鎖が確認できていれば，正常眼圧を目標にする．開瞼器とドレープの除去の際は，患者に強く瞬目しないように呼びかけをしながら，ゆっくりと眼球に外力がかからないように慎重に行う．筆者はトーリック IOL 挿入直後の特別な体位安静は行っておらず，通常の白内障手術後に準じている．

冬期や室温が低い環境で IOL を保管していると，IOL の開放時間が遅くなることがわかっている．IOL そのものを保温器で温めておいたり，眼灌流液を温めたりすることで IOL の開きを早めることができる．

トーリック IOL 挿入後の残余乱視の対処法

トーリック IOL による乱視矯正が不十分だったとしても，白内障手術そのものによる視機能改善や球面値の屈折矯正などにより，患者満足度が悪くないことも多い．その場合，積極的な手術介入は行わずに，眼鏡やコンタクトレンズ矯正で対応できる場合がある．

挿入したトーリック IOL の残余乱視や屈折誤差に対する対処法として，laser in situ keratomileusis（以下，LASIK）によるタッチアップ，角膜減張切開術（limbal relaxing incision：以下，LRI）や femtosecond laser による乱視矯正手術（astigmatic keratotomy：以下，AK）がある．基本的にはデバイスの有無や術者が慣れている方法により選択していくことになるが，角膜に対するアプローチの場合，レーザーは所有している施設に限りがあり，角膜切開術は予測精度や不正乱視の問題があるため限界があると考えられる．

IOL に対するアプローチは，ある程度の経験がある白内障術者であれば対応しやすく，特別な機器も不要である．球面度数やトーリックのスタイル選択が大きくずれた場合，IOL 摘出・交換を要する．術後屈折が安定してから行いたいところであるが，術後経過が長くなってしまうと，IOL と水晶体嚢の癒着が強くなり，IOL 偏位などのリスクが高まるため，術後 3〜6 か月以内に行うことが望ましい．IOL を 2 枚挿入する piggy bag 法も有効な方法であるが，本邦では保険適用外のため費用の問題がある．IOL 交換と異なり，術後何年経っていても対応することができる．後房型有水晶体レンズである implantable collamer lens（以下，ICL）（STAAR 社）を用いた piggy bag 法は，手技が簡便で術後予測精度が高いことが報告されている[22]．

トーリック IOL の術後回旋が原因で残余乱視が生じており，患者満足度に不満がある場合，位置補正を考えていく．トーリック IOL のメカニズムでは，一般に 30° 回旋すると乱視矯正効果がなくなると考えられている[11]が，視覚イメージ指標である visual information fidelity（以下，VIF）による IOL 回旋のシミュレーションでは，5° 回旋で 7.03%，10° で 11.09%，30° で 45.85% 減弱し，45° 回旋するとノントーリック IOL と同等であると報告し[23]，10° 未満の軸ずれの視機能への影響は

少ないとしている．臨床的にも，本邦における
トーリック IOL 回旋の多施設後ろ向き研究[24]にお
いて，位置補正を要した全例が 10°以上の軸ずれ
（平均 32.9±15.7°）を生じていた．これらを踏ま
えて，10°以上のずれがトーリック IOL 回旋に対
する再補正を行うか否かの 1 つの指標になるが，
多焦点 IOL の場合，単焦点 IOL と比較して，軸ず
れの影響を受けやすく，患者満足度に影響すると
の報告[25]もあり注意が必要である．

　トーリック IOL の位置補正を行うタイミング
は，水晶体囊と IOL が癒着する前に行ったほうが
よいが，一方で術直後に行うと再回旋しやすい．
Oshika らの多施設研究[24]では，術後 6 日以内に補
正した場合の再回旋量が 13.1±13.5°だったのに
対し，術後 7 日以降では 6.3±5.9°と有意に小さ
かった．囊収縮がある程度始まっている術後 1 週
以降に行ったほうが，IOL との接着性を促すこと
ができ，再回旋が生じづらいと考えられている．

　実際にトーリック IOL の軸ずれ補正を決定し
た場合，まずは前述の ASCRS の Toric Results
Analyzer（図 1）などを用いて，現在固定されてい
るトーリックマークからどの程度補正するかを算
出する．手術手技としては，IOL 支持部と水晶体
囊を剝離するように OVD を注入していく．支持
部と囊の剝離が困難な場合，あるいは囊破損の危
険性がある場合，無理はせず補正をあきらめて，
その他の屈折矯正法を検討する．囊破損やチン小
帯が生じてしまうと，IOL 偏位・落下に至る可能
性があり，残余乱視以上の視機能低下をきたして
しまう可能性がある．IOL が完全に囊から外れた
状態になったら，目標軸にトーリックマークを合
わせて，OVD をしっかり除去し終了するのは，通
常のトーリック IOL の手術手技と変わらない．術
中波面収差測定装置である ORA System（Alcon
社）があれば，術中にリアルタイム計測を行い，ダ
ブルチェックすることができ有用である．

　稀に特殊な大回旋を起こすトーリック IOL と
して，プレート形状 IOL がある[26]．本邦でも 2018
年にレンティスコンフォート（参天製薬）が承認さ

れ多く使用されるようになってきている．プレー
ト型 IOL の回旋の特徴は，回旋量が大きいこと
と，通常の位置補正ではすぐに再回旋を繰り返し
てしまうこと，両眼にも発生する可能性が高いこ
とである．こういったケースでは，適応外使用で
あるが水晶体囊拡張リングを挿入することで術後
回旋を抑制できる．

文　献

1) Shimizu K, Misawa A, Suzuki Y：Toric intraocular lenses：correcting astigmatism while controlling axis shift. J Cataract Refract Surg, 20：523-526, 1994.
2) Hill W, Potvin R：Monte Carlo simulation of expected outcomes with the AcrySof toric intraocular lens. BMC Ophthalmol, 27：8-22, 2008.
3) 佐藤正樹，田淵仁志，神谷和孝ほか：2023 JSCRS Clinical Survey. IOL & RS, 37：358-381, 2023.
4) 竹下哲二，蕪　龍大，川下　晶ほか：白内障術後惹起乱視の変化について．臨眼，76：315-317, 2022.
5) Langenbucher A, Viestenz A, Szentmary N, et al：Toric intraocular lenses-theory, matrix calculations, and clinical practice. J Cataract Refract Surg, 25：611-622, 2009.
6) Kane JX, Connell B：A comparison of the accuracy of 6 modern toric intraocular lens formulas. Ophthalmology, 127：1472-1486, 2020.
7) 岡　義隆：VERION™イメージガイドシステム．IOL & RS, 29：586-589, 2015.
8) 大内雅之：CALLISTO eye（Carl Zeiss Meditec 社）. IOL & RS, 29：406-409, 2015.
9) 荒井宏幸：白内障術中アベロメーター ORA®. IOL & RS, 31：644-649, 2017.
10) Zhou F, Jiang W, Lin Z, et al：Comparative meta-analysis of toric intraocular lens alignment accuracy in cataract patients：Image-guided system versus manual marking. J Cataract Refract Surg, 45：1340-1345, 2019.
11) Viestenz A, Seitz B, Langenbucher A：Evaluating the eye's rotational stability during standard photography：effect on determining the axial orientation of toric intraocular lenses. J Cataract Refract Surg, 31：557-561, 2005.
12) Varsits RM, Hirneschall N, Doller B, et al：

Evaluation of an intraoperative toric intraocular lens alignment system using an image-guided system. J Cataract Refract Surg, **45**：1234-1238, 2019.

13）Buckhurst PJ, Wolfsohn JS, Naroo SA, et al：Rotational and centration stability of an aspheric intraocular lens with a simulated toric design. J Cataract Refract Surg, **36**：1523-1528, 2010.

14）後藤憲仁：トーリック眼内レンズの術後回旋に関与する因子．IOL & RS, **31**（4）：539-544, 2017.

15）高木麻里，小島隆司，長谷川亜里ほか：術後 2 年でトーリック眼内レンズの回転を認めたアトピー性白内障の 2 例．IOL & RS, **31**：247-251, 2017.

16）Oshika T, Fujita Y, Hirota A, et al：Comparison of incidence of repositioning surgery to correct misalignment with three toric intraocular lenses. Eur J Ophthalmol, **30**：680-684, 2020.
　　Summary　本邦におけるトーリック IOL の術後回旋補正に関する多施設共同研究であり，IOL 別の検討もされており，必読の文献．

17）Osawa R, Sano M, Yuguchi T, et al：Effects of modified haptics on surgical outcomes and rotational stability of toric intraocular lens implantation. J Refract Surg, **38**：648-653, 2022.

18）Matushima H, Iwamoto H, Mukai K, et al：Active oxygen processing for acrylic intraocular lenses to prevent posterior capsule opacification. J Cataract Refract Surg, **32**：1035-1040, 2006.

19）Osawa R, Oshika T, Sano M, et al：Rotational stability of modified toric intraocular lens. PLoS One, **16**：e0247844, 2021.

20）Sasaki K, Eguchi S, Miyata A, et al：Anterior capsule coverage and rotational stability of acrylic intraocular lens. J Cataract Refract Surg, **47**：618-621, 2021.

21）鳥居秀成，根岸一乃：さまざまな軸マーキング法と手術手技．眼科手術，**24**：277-285, 2011.

22）Duncker GI, Sasse AC, Duncker T：A prospective pilot study using a low power piggy-back toric implantable collamer lens to correct residual refractive error after multifocal IOL implantation. Clin Ophthalmol, **13**：1689-1702, 2019.

23）Tognetto D, Perrotta, AA, Bauci F, et al：Quality of images with toric intraocular lenses. J Cataract Refract Surg, **44**：376-381, 2018.

24）Oshika T, Inamura M, Inoue Y, et al：Incidence and outcomes of repositioning surgery to correct misalignment of toric intraocular lenses. Ophthalmology, **125**：31-35, 2018.
　　Summary　本邦におけるトーリック IOL の術後回旋補正に関する多施設共同研究であり，位置補正のタイミングの検討もされており，必読の文献．

25）Garzon N, Poyales F, de Zarate BO, et al：Evaluation of rotation and visual outcomes after implantation of monofocal and multifocal toric intraocular lenses. J Refract Surg, **31**：90-97, 2015.

26）髙松文乃，石田　理，橋村　朋ほか：低加入度数分節眼内レンズ（レンティスコンフォート IOL）挿入後に大回旋した 1 例．日本白内障学会誌，**35**：88-91, 2023.

Monthly Book OCULISTA バックナンバー一覧

通常号 3,300 円(本体 3,000 円＋税)　　増大号 5,500 円(本体 5,000 円＋税)

各目次等の詳しい内容はホームページ(www.zenniti.com)をご覧ください.

FAX 専用注文書　　年　月　日

○印	MB　OCULISTA 5周年記念書籍	定価(税込)	冊数
	すぐに役立つ眼科日常診療のポイント—私はこうしている—	10,450 円	

（本書籍は定期購読には含まれておりません）

○印	MB　OCULISTA	定価(税込)	冊数
	2024 年 1 月〜12 月定期購読（送料弊社負担）	41,800 円	
	2023 年バックナンバーセット（No. 118〜129：計 12 冊）（送料弊社負担）	41,800 円	
	2022 年バックナンバーセット（No. 106〜117：計 12 冊）（送料弊社負担）	41,800 円	
	No. 132　眼科検査機器はこう使う！ 増大号	5,500 円	
	No. 120　今こそ学びたい！眼科手術手技の ABC 増大号	5,500 円	
	No. 108　「超」入門 眼瞼手術アトラス—術前診察から術後管理まで— 増大号	5,500 円	
	No. 96　眼科診療ガイドラインの活用法 増大号	5,500 円	

MB　OCULISTA バックナンバー （号数と冊数をご記入ください）

No.	/	冊	No.	/	冊	No.	/	冊
No.	/	冊	No.	/	冊	No.	/	冊

○印	PEPARS	定価(税込)	冊数
	2024 年 1 月〜12 月定期購読（送料弊社負担）	42,020 円	
	PEPARS No. 195 顔面の美容外科 Basic & Advance 増大号	6,600 円	
	PEPARS No. 171 眼瞼の手術アトラス—手術の流れが見える— 増大号	5,720 円	

PEPARS バックナンバー （号数と冊数をご記入ください）

No.	/	冊	No.	/	冊	No.	/	冊
No.	/	冊	No.	/	冊	No.	/	冊

○印	書籍	定価(税込)	冊数
	ファーストステップ！子どもの視機能をみる—スクリーニングと外来診療—	7,480 円	
	目もとの上手なエイジング	2,750 円	
	ここからスタート！眼形成手術の基本手技	8,250 円	
	超アトラス 眼瞼手術—眼科・形成外科の考えるポイント—	10,780 円	

お名前　フリガナ　　　　　　　　　㊞　　診療科

ご送付先　〒　　−　　　□自宅　□お勤め先

電話番号　　　　　　　　□自宅　□お勤め先

雑誌・書籍の申し込み合計 5,000 円以上のご注文は代金引換発送になります

—お問い合わせ先—
㈱全日本病院出版会営業部
電話 03(5689)5989

FAX 03(5689)8030

Monthly Book OCULISTA　No. 135

2024 年 6 月 15 日発行（毎月 15 日発行）
　　定価は表紙に表示してあります.
　　　　Printed in Japan

発行者　　末　定　広　光
発行所　　株式会社　全日本病院出版会
〒 113-0033 東京都文京区本郷 3 丁目 16 番 4 号 7 階
　　　　電話　（03）5689-5989　Fax（03）5689-8030
　　　　郵便振替口座 00160-9-58753
印刷・製本　三報社印刷株式会社　　電話（03）3637-0005
広告取扱店　㈱メディカルブレーン　電話（03）3814-5980